DENGUE:

PREVENCIÓN Y TRATAMIENTO NATURAL

Visita nuestro sitio, suscríbete a nuestros boletines gratuitos
y recibe de regalo varios informes sobre salud:
www.poreldespertar.com

Índice

"Cuando leí el artículo del New England Journal of Medicine, casi me caigo de la silla", afirmó el **Dr. Scott Halstead** cuando tomó nota de los resultados de un estudio sobre la vacuna Dengvaxia contra el dengue en un artículo titulado *Efficacy and Long-Term Safety of a Dengue Vaccine in Regions of Endemic Disease* publicado en el 2015.

El **Dr. Scott Halstead** no es un improvisado, ha estudiado el dengue durante más de 50 años con el ejército estadounidense, y cuando analizó los datos de seguridad de la vacuna en el ensayo clínico, tomo nota de que había un problema.

Observó que la vacuna, no solo no funcionó de acuerdo a lo esperable, sino que parecía ser contraproducente: cuando los niños inoculados contrajeron dengue, la enfermedad impactó con más severidad en ellos; concretamente, los niños que nunca habían estado expuestos al dengue, al vacunarse, su riesgo de padecer una complicación mortal llamada síndrome de fuga de plasma, en el que los vasos sanguíneos comienzan a perder el líquido amarillo de la sangre, aumentaba.

"Entonces todo empeora y tal vez sea imposible salvar la vida", agrega Halstead. *"Un niño puede sufrir un shock"*. *"El problema es que la enfermedad se produce muy rápidamente, en cuestión de pocas horas"*, afirma. *"Y no hay nada en el exterior del cuerpo que indique que la persona está perdiendo líquido en el interior"*, remata el especialista.

"No, no se puede administrar una vacuna a una persona perfectamente normal y sana y luego exponerla a un mayor riesgo por el resto de su vida de sufrir el síndrome de fuga de plasma", reflexionaba Halstead.

Aunque la complicación no es frecuente, manifestó su preocupación por los problemas de seguridad de la vacuna en al menos seis editoriales para revistas científicas y realizó un vídeo para advertir al gobierno filipino sobre el problema; como era de esperar, el fabricante de la vacuna no estuvo de acuerdo escribió una refutación amparándose en el hecho que las agencias reguladoras habían aprobado *Dengvaxia "sobre la base de la protección probada de la vacuna y su perfil de seguridad aceptable"*.

En este escenario, la *Organización Mundial de la Salud* recomendó condicionalmente la vacuna para todos los niños de 9 a 16 años en julio del 2016.

"Vimos los problemas. También señalamos claramente las lagunas en los datos", dijo el **Dr. Joachim Hombach**, quien dirigió la revisión de la vacuna por parte de la OMS. Destaco estas palabras porqué cuando los periodistas, funcionarios, políticos y médicos mercenarios de las empresas farmacéuticas insisten con la recomendación de la OMS, obvian la provisionalidad, los riesgos admitidos y la falta de información; esto crea en la población una imagen incompleta del panorama y crea una falsa seguridad que edifica una confianza en las vacunas que, por lo menos, debería ponerse en cuestión.

En su evaluación, la OMS señaló que la vacuna *"puede ser ineficaz o, en teoría, incluso puede aumentar el riesgo futuro de ser hospitalizado o sufrir una enfermedad grave por dengue"* en personas que nunca han estado expuestas a la infección y que, en el caso de Filipinas, representan aproximadamente del 10% al 20%. de los niños.

Puesto que las lecturas epidemiológicas se comprenden cabalmente un tiempo después de las campañas de vacunación, las empresas y su ecosistema de 'expertos' dependientes, se justifican siempre con el mismo cuento y afirman con impunidad, que la seguridad farmacológica de la última versión en uso ha sido mejorada o cosas así; con el tiempo, revelando nuestra habilidad para tropezar con la misma piedra, una y otra vez, tomamos nota que en realidad no era así. La realidad, y esto es una opinión personal, es que me parece una idiotez exponer nuestra integridad a personas que juegan a la ruleta rusa con nuestras vidas.

La recomendación de la OMS se produjo, tres meses después de que Filipinas lanzara su campaña de vacunación masiva en abril de 2016, y un año y medio después, esa campaña se detuvo bruscamente porque Sanofi encontró evidencia de que la vacuna aumenta el riesgo de hospitalización y síndrome de fuga citoplasmática en niños que no tuvieron exposición previa al dengue, independientemente de su edad.

En ese momento, el laboratorio comunicó: *"No se debe recomendar la vacunación a personas que no hayan sido infectadas previamente por el virus del dengue."* Para ese momento, 800.000 niños filipinos ya habían sido vacunados y 100.000 nunca habían estado expuestos al dengue.

En ese momento Filipinas se convulsionó, los padres denunciaron en los medios que la vacuna contribuyó a la muerte de 10 niños y las protestas estallaron; el Congreso de Filipinas se vio forzado a realizar una investigación, los funcionarios de salud realizaron autopsias a los niños que murieron después de recibir la vacuna y, hasta ahora, se investigan 600 defunciones.

Espero que ahora comprenda que, cuando titulé este apartado como 'Antecedentes terroríficos' no me refería al dengue, sino a las soluciones que propone la industria farmacéutica; ya ha ocurrido muchas veces, aunque haya mucha gente que no lo quiera ver.

Los anticuerpos, también conocidos como inmunoglobulinas (Ig), son proteínas producidas por el sistema inmunológico en respuesta a agentes invasivos en el organismo; estos agentes pueden ser infecciones, células tumorales o sustancias alergénicas.

Las características clave de los anticuerpos son:

- **Estructura "Y":** los anticuerpos tienen una estructura química típica en forma de "Y"; están formados por cadenas ligeras y pesadas unidas por puentes disulfuro.

- **Tipos de anticuerpos:** los IgA protegen el intestino, el tracto respiratorio y el sistema urinario de infecciones; se transmiten a través de la lactancia materna; los IgD tienen una función que aún no se comprende completamente, pero se expresan junto con los IgM durante la etapa aguda de infecciones; los IgE se manifiesta durante reacciones alérgicas; los IgM se producen en la etapa aguda de infección y activa el sistema del complemento, que ayuda a eliminar microorganismos invasores; finalmente, los IgG son el tipo de anticuerpo más común en el plasma y protegen al recién nacido al atravesar la barrera placentaria.

- **Anticuerpos neutralizantes:** actúan sobre partes específicas de agentes infecciosos. Por ejemplo, en el caso del COVID-19, los anticuerpos neutralizantes pueden impedir que la proteína viral se una a las células humanas, evitando la infección.

- **Anticuerpos monoclonales:** son producidos en laboratorios para regiones específicas de antígenos; se utilizan en diagnóstico de enfermedades y como opción de tratamiento, incluso en el cáncer.

En el caso del dengue, la respuesta se expresa a través de los anticuerpos IgM; estos se desarrollan al final de la primera semana de la enfermedad. Generalmente, son positivos a partir del cuarto o quinto día después del inicio de los síntomas y continúan hasta 12 semanas después del comienzo de los síntomas o la exposición. La prueba MAC-ELISA se utiliza para detectar anticuerpos IgM contra el virus del dengue; estos anticuerpos pueden permanecer detectables durante 3 meses o más después de la infección.

Nuestra inmunidad también responde con los anticuerpos neutralizantes específicos, los cuales actúan directamente sobre partes específicas del virus del dengue, impidiendo su capacidad para infectar células humanas.

Dicho esto, y antes de pasar a las especificidades que hacen de este virus un desafío especial, déjeme recordarle que para mejorar la respuesta de los anticuerpos y la inmunidad en general es muy importante mantener un estilo de vida saludable que contemple alimentación equilibrada, la observación de algunos nutrientes como los Omega 3, la vitamina C o el zinc, una buena calidad de descanso, actividad física regular y cuidarse de forma anticipatoria y preventiva. Recuerde que el ambiente y el terreno del propio organismo, condicionan la susceptibilidad y el pronóstico evolutivo de la enfermedad.

Ahora, advierto para que se 'vacune' contra cualquier subjetividad que nuble mi percepción, la mía es una mirada sumamente crítica de las vacunas; estas, en teoría funcionan haciendo que el sistema inmunológico produzca anticuerpos contra un virus y que luego puedan reconocerlos y neutralizarlos durante una infección.

Sin embargo, el dengue es un virus que tiene sus particularidades y representa un desafío adicional para los fabricantes de las ya poco creíbles vacunas. ¿Porqué? Los anticuerpos contra el dengue no siempre son protectores e incluso pueden empeorar una infección; una característica del virus del dengue es que puede utilizar los anticuerpos para ayudarlo a propagarse por el cuerpo, y de hecho es lo que se observó en campañas de vacunación fallidas como la de Filipinas en 2016.

Entonces, cuando una persona ya tiene los anticuerpos 'gracias' a la vacuna, una segunda infección por dengue puede ser peor que la primera y una persona tiene un mayor riesgo de sufrir complicaciones graves, como el síndrome de fuga de plasma que es un trastorno potencialmente mortal; este se caracteriza por episodios recurrentes en los que hay una fuga masiva de plasma desde los vasos sanguíneos hacia los tejidos circundantes, cavidades corporales o músculos.

Durante los episodios graves de dengue, se puede desarrollar una condición conocida como síndrome de shock por dengue (DSS, por sus siglas en inglés); esta es una complicación potencialmente mortal del dengue que se caracteriza por una disminución severa de la presión arterial (shock) y una disfunción de varios órganos, que puede incluir el corazón, los pulmones, el hígado y los riñones.

Los síntomas del DSS pueden incluir:

- Presión arterial baja
- Pulso débil y rápido
- Dolor abdominal intenso
- Vómitos persistentes
- Sangrado de encías o nariz
- Fatiga intensa
- Dificultad para respirar

El DSS puede ser especialmente peligroso en niños pequeños y personas con sistemas inmunológicos debilitados; el tratamiento del DSS generalmente se realiza en un entorno hospitalario y puede incluir la administración de líquidos por vía intravenosa para restablecer la presión arterial, transfusiones de sangre, asistencia respiratoria, monitoreo cercano de la función de los órganos y fármacos paliativos. El propósito de este trabajo es prevenir el dengue o, en caso de padecerlo, evitar que se agrave; si eso ocurre, la atención hospitalaria es imprescindible, aunque idealmente, esta puede incorporar el aporte coadyuvante de las terapias naturales aquí compartidas o el uso de ivermectina.

En su estudio de seguimiento, Sanofi encontró evidencia de que *Dengvaxia* equivale a una primera infección para quienes no han sido infectados previamente; es decir, nuestra inmunidad fabrica anticuerpos contra la vacuna y estos trasladan y multiplican el virus por todo el organismo.

Llegado a este punto, la hospitalización es inevitable; nuestro propósito es comprender como se desarrollan estos procesos para prevenirlos mejor, ser más resilientes en caso de infección y evitar que el dengue se agrave; para ello, sostener un cuerpo saludable, libre de inflamación crónica de bajo grado, bien hidratado y con el conocimiento de los elementos para actuar rápidamente.

Lamentablemente, la medicina alopática envía los bomberos cuando el fuego ya está haciendo estragos, incluso las vacunas pueden ser el alcohol que lo agrave. En el caso de quienes utilizaron Dengvaxia, el riesgo de hospitalización tras una infección por dengue de aproximadamente aumenta un 1,1% a un 1,6%, según el propio laboratorio fabricante. ¡Cómo se nos ocurriría desconfiar de la comadreja a cargo del gallinero!

De acuerdo a Sanofi, de un millón de niños en Filipinas, la vacuna tenía el potencial de provocar que unos 1.000 fueran hospitalizados en cinco años y, según los cálculos de la comadreja, ¡digo el laboratorio!, evitaría alrededor de 12.000 hospitalizaciones por una nueva infección por dengue en niños que la han tenido previamente durante este mismo período.

Uno de los tantos trucos manipuladores de las empresas farmacéuticas es que nunca comparan las vacunas con nada, o solo con nada; es decir, que pasaría si hubiera un grupo de control que consumiera 3.000mg de vitamina C al día, equinácea, zinc con quercetina, o, si queremos mantener los platos dentro de la farmacología alopática, ivermectina. Y no solo deberíamos evaluar los efectos preventivos, sino también la seguridad de estas alternativas y los millones que se ahorraría la sanidad pública.

He comenzado con una perspectiva que no es la más sencilla de entender; no se preocupe, continúe leyendo y todo se irá aclarando y simplificando a medida que avanzamos y, en cualquier caso, siempre podrá volver a este apartado para abordar una nueva lectura con más conocimientos.

Vayamos a lo básico, nos ayudará a comprender mejor la problemática.

En un viejo libro de texto, el dengue estaría clasificado dentro del grupo de las enfermedades subtropicales; sin embargo, con el cambio climático -y aquí no discuto ni sus causas ni las soluciones delirantes que proponen desde el poder-, su área de influencia se amplió.

Esta no es la única causa. Los experimentos con insectos, como producir mosquitos transgénicos o infectados para matar a otros que transmiten el dengue, son muy peligrosos, improvisados e inconsultos con el soberano; además, no podemos descartar la liberación de insectos con fines terroristas. Cuando el río suena, y suena tanto y tan fuerte…

La incidencia mundial del dengue ha aumentado considerablemente en las últimas dos décadas, lo que supone un desafío importante para la salud pública a nivel global; compartimos algunos datos relevantes sobre la prevalencia de los serotipos de dengue en todo el mundo:

- Entre 2000 y 2019, la *Organización Mundial de la Salud* (OMS) documentó que el número de casos notificados en todo el mundo se había multiplicado por diez, pasando de 500,000 a 5.2 millones.
- En 2019, se alcanzó un pico sin precedentes, con casos notificados en 129 países.
- En 2023, se ha observado un repunte en todo el mundo, caracterizado por un aumento considerable del número y la escala de los casos y por la simultaneidad de múltiples brotes, que se extienden a regiones anteriormente no afectadas por el dengue.

- La transmisión del dengue es cíclica y cabe esperar grandes brotes cada 3 o 4 años.
- Cerca del 80% de los casos notificados en 2023 se han producido en la región de las Américas, sin embargo, también se han registrado récords de casos autóctonos en EE UU, Francia, Italia y España.

¿QUÉ ES EL DENGUE?

El dengue es una infección vírica transmitida por la picadura de las hembras infectadas de mosquitos del género Aedes, siendo el Aedes aegypti el principal vector; otras especies de mosquitos Aedes que pueden transmitir el virus incluyen el Aedes albopictus, también conocido como mosquito tigre.

El Aedes aegypti es considerado el vector más importante para la transmisión del dengue debido a su preferencia por habitar en áreas urbanas y su capacidad para reproducirse en recipientes de agua artificiales, comunes en entornos urbanos; el Aedes albopictus, aunque menos eficiente que el Aedes aegypti en la transmisión del virus, también puede ser un vector importante en algunas áreas.

Además de los mosquitos del género Aedes, se ha documentado que otras especies de mosquitos pueden ser capaces de transmitir el virus del dengue en ciertas circunstancias, pero su papel en la transmisión del dengue suele ser secundario en comparación con el Aedes aegypti y el Aedes albopictus.

Los síntomas de la infección aparecen entre los 3 y 14 días (promedio de 4 a 7 días) después de la picadura infectiva; entre ellos destacan:

- Fiebre alta (sin resfrío).
- Dolor detrás de los ojos, muscular y de las articulaciones.
- Náuseas y vómitos.

- Cansancio.
- Sangrado de nariz y encías.
- Erupción en la piel.

LOS SEROTIPOS DE DENGUE

Hay diferentes serotipos de dengue, es decir grupos separados dentro de una especie de microorganismos que comparten una característica similar; más específicamente, cada serotipo tiene el mismo número de antígenos en sus superficies; los antígenos son moléculas que pueden provocar una respuesta inmunitaria cuando ingresan al cuerpo humano.

La importancia de los serotipos permite diferenciar los microorganismos a nivel de subespecie y son de gran importancia en epidemiología y estudios de enfermedades infecciosas.

Existen cuatro serotipos diferentes del virus del dengue, denominados DEN-1, DEN-2, DEN-3 y DEN-4; a continuación, compartimos detalles sobre estos serotipos:

- **DEN-1:** este serotipo puede causar dengue y generalmente se asocia con una forma menos grave de la enfermedad; los síntomas incluyen fiebre alta, dolores musculares, dolor de cabeza y erupciones cutáneas. Este serotipo está presente en Argentina, Brasil, Paraguay, México, Bolivia y Colombia.
- **DEN-2:** también puede causar dengue y se encuentra en varias regiones afectadas por la enfermedad; los síntomas son similares a los del DEN-1. Prevalece en los mismos países que DEN-1; en Argentina es el de mayor presencia durante el 2023 y se corresponde con el 44% de las infecciones.
- **DEN-3:** la circulación de este serotipo es menos pronunciada, pudiendo provocar dengue grave y hemorrágico; es más común en algunas áreas y puede llevar a complicaciones

potencialmente mortales, como hemorragias internas y daño en los órganos.

- **DEN-4:** al igual que los otros serotipos, el DEN-4 puede causar dengue; la gravedad de la enfermedad varía según la respuesta inmunitaria del individuo y otros factores.

DENGUE HEMORRÁGICO

Es importante destacar que el dengue hemorrágico es la complicación más grave y potencialmente mortal y requiere atención médica inmediata porque puede llevar a shock y fallo orgánico múltiple si no se trata adecuadamente; por lo tanto, es fundamental estar alerta ante los síntomas y buscar atención médica si se sospecha dengue.

Por supuesto, algo en lo que insistimos los naturópatas y otros profesionales que abrazan la medicina integrativa, es en los hábitos saludables y en las estrategias permanentes de estímulo de la inmunidad; de esta forma, no solo se reduce nuestro riesgo de contraer dengue, sino que, además, como en cualquier otra infección, será mejor combatida por nuestras propias defensas orgánicas.

Dicho de otra manera, las estrategias alopáticas nos proponen que salgamos a la vida equipados con un soldadito, bastante improvisado generalmente, que se especializa en combatir cada enfermedad; a esto me refiero con las vacunas. La medicina natural, en cambio, te propone que alimentes permanentemente tu ejército, lo mantengas bien entrenado y siempre listo para salir a la vida y arrollar lo que se le ponga adelante. Sí, igual puede pasar alguna infección, no conocemos estrategias infalibles hasta hoy, sin embargo, las probabilidades estarán ampliamente de nuestro lado.

Es importante no automedicarse, especialmente no consumir aspirinas, ibuprofeno, ni aplicarse inyecciones intramusculares, ya que podría complicarse la enfermedad.

Las aspirinas y el ibuprofeno pertenecen a una clase llamada antiinflamatorios no esteroides (AINEs), los cuales pueden aumentar el riesgo de sangrado debido a su efecto sobre las plaquetas y la coagulación sanguínea, agravando el riesgo de hemorragias. En este sentido, los alópatas recomiendan paracetamol, un fármaco que no está libre de riesgos y, es importante que lo entienda, no afecta el curso de la enfermedad, sino que alivia sus síntomas.

En el caso de las inyecciones intramusculares pueden aumentar el riesgo de sangrado local en el sitio de la inyección; en el dengue, donde la fragilidad capilar y el sangrado son comunes, las inyecciones intramusculares pueden ser peligrosas.

En este sentido, una persona bien alimentada que ha trabajado su buena circulación asegurándose el consumo de vitamina C, bioflavonoides y un buen equilibrio nutritivo general, es de esperar que tenga más resistencia ante estos episodios; no es algo que se considere habitualmente en el consultorio alopático, por supuesto, pero que todos lo podemos trabajar con muchos beneficios para la salud.

Aunque no existe una cura específica para el dengue, ni natural ni farmacológica, hay sustancias fisiológicas y plantas medicinales que pueden ayudar con la prevención, el alivio de los síntomas y coadyuvar en la recuperación de la infección.

Hay una larga tradición en el uso de plantas medicinales para prevenir, aliviar y recuperarse mejor del dengue; especialmente en países tropicales y subtropicales. Y esto de forma segura y sin efectos secundarios indeseables.

En algunos casos, como la medicina Siddha o el Ayurveda, propias de la India, nos brindan saberes empíricos milenarios, donde había referencias a enfermedades asimilables al dengue y propuestas de curas que aún se utilizan.

A continuación, rescatamos algunos aspectos de ese saber que representan algunas de nuestras mejores opciones prácticas.

MENTA PIPERITA

La menta piperita (Mentha piperita) es una planta medicinal y aromática con múltiples propiedades beneficiosas para la salud; se trata de una planta híbrida obtenida del cruce entre la menta acuática (Mentha aquatica) y la hierbabuena (Mentha spicata). También se la conoce como hierbabuena (aunque también se usa para otras variedades), menta verde, menta inglesa, etc.

La menta piperita se indica en los siguientes casos:

- **Problemas estomacales:** ayuda a tratar la gastritis, indigestión, náuseas y vómitos debido a sus propiedades antiinflamatorias, antieméticas y digestivas.

- **Picor y urticaria:** puede aliviar alergias como picor, lagrimeo, goteo nasal, tos alérgica y urticaria debido a su compuesto ácido rosmarínico.
- **Intestino irritable:** calma el intestino y ayuda a reducir la producción de gases.
- **Dolores musculares e inflamaciones:** alivia el dolor e inflamación muscular y nervioso.
- **Dolor de cabeza y migraña:** sus propiedades antiinflamatorias y relajantes pueden ayudar en estos casos.
- **Tos y resfriado común:** limpia los pulmones, calma la irritación en la garganta y disminuye la tos y congestión nasal.
- **Problemas en la boca:** deduce el dolor y la inflamación de las heridas bucales.

Algunas formas de uso:

- **Té de menta piperita:** con las hojas de menta maceradas diez minutos en agua caliente bien caliente, por debajo del punto de hervor, se preparan infusiones que pueden beberse dos o tres veces por día.
- **Aceite esencial:** se pueden aplicar en la piel, diluido en un aceite base como el de almendras o coco, para aliviar áreas inflamadas; también se puede vaporizar para mantener un mejor control de los microorganismos en nuestro hogar e incluso ahuyentar insectos como moscas y mosquitos.
- **Clorofila:** si tenemos a las hojas frescas, podemos licuarlas con agua y colarlas para preparar una bebida hidratante rica en clorofila.

En este caso, nos interesan especialmente sus propiedades analgésicas y antiinflamatorias que, aunque más suaves que la aspirina o el ibuprofeno, carece de los riesgos de estos, es compatible con el dengue y las dos o tres infusiones que pueden tomarse al día mejoran otro aspecto vital como es la hidratación.

El té de menta también ayuda a aliviar los síntomas como náuseas, vómitos, dolor de cabeza y dolor muscular.

La menta piperita se encuentra disponible en tiendas de productos naturales, farmacias y supermercados en forma de hojas secas para hacer tés, cápsulas o aceites esenciales.

MANZANILLA

¡Soy un fan absoluto de la infusión de manzanilla!

Esta planta herbácea, que originalmente se encontraba en la cuenca del Mediterráneo, hoy se cultiva en muchos países del mundo, incluyendo Sudamérica.

La infusión de manzanilla (Matricaria chamomilla L.) es una bebida natural que combate la indigestión, el estrés y la ansiedad; además es un senolítico para plantarle cara al envejecimiento precoz y prolongar la longevidad saludable.

Se trata de una planta medicinal antigua y versátil que se puede consumir en agua caliente con otras hierbas; veamos a continuación algunas de sus propiedades:

- **Tranquilizante y relajante suave**
- **Favorece el descanso**
- **Mejora la digestión**
- **Efecto antiinflamatorio**

Para preparar una infusión de manzanilla, simplemente caliente el agua hasta que llegue a punto de ebullición, añada una cucharadita de flores de manzanilla por cada taza de agua y deje reposar entre 5 y 10 minutos, tapado; filtrar y servir al gusto.

La infusión de manzanilla es una bebida saludable con múltiples beneficios para la salud y el bienestar que puede consumirse a razón de dos o tres tazas al día con seguridad; aunque es una buena opción coadyuvante contra varios de los síntomas del dengue, también es una excelente idea incorporar una o dos infusiones de manzanilla a nuestra rutina.

PASTO LIMÓN

El pasto limón (Cymbopogon schoenanthus), también conocido como malojillo, limoncillo, paja cedrón, paja de limón, heno de camello, entre otros nombres, es una planta con características medicinales que crece durante cualquier época del año.

Se trata de una especie de pasto, con fuertes propiedades aromáticas y medicinales; a continuación, proporciono información sobre algunas de sus propiedades destacadas:

- **Aceite esencial:** varios estudios demuestran que el aceite esencial de Cymbopogon schoenanthus ejerce una actividad antibiótica contra las bacterias Staphylococcus aureus, Bacillus subtilis, Escherichia coli, Pseudomonas aeruginosa y Mycobacterium smegmatis; también como antimicótica contra los hongos Candida albicans y C. pseudotropicalis; finalmente, ha mostrado valor como antimutagénica en la prevención del cáncer.
- **Tratamientos ginecológicos**: en algunas regiones se utiliza ampliamente en la regulación del ciclo menstrual, acompañamiento en el parto y posparto y en la anticoncepción.
- **Digestivo**: ayuda a aliviar la hinchazón debido a gases en el tracto digestivo.

Preparar té de pasto limón es una infusión simple y en la que una cucharada sopera de sus hojas picadas, se dejan macerar durante unos 5-10 minutos en agua bien caliente para permitir que las hojas liberen sus sabores y propiedades.

En cuanto a la dosis, generalmente se recomienda beber de 1 a 3 tazas al día, dependiendo de las necesidades y preferencias personales; el té de pasto limón se considera seguro para la mayoría de las personas cuando se consume en cantidades normales. Por último, el té de pasto limón se puede disfrutar caliente o frío, según las preferencias.

El pasto limón, junto con otras plantas como citronela, menta, romero, lavanda, albahaca, tomillo o salvia, pueden ayudar a ahuyentar los mosquitos de la propiedad y se recomienda plantarlas en casa; tengamos en cuenta que el mosquito del género Aedes que causa dengue, es un mosquito de poco vuelo y vive cerca de sus víctimas.

PAPAYA

SIDDHA, la forma más antigua de medicina conocida, incluso anterior a la medicina ayurvédica de la India, ya proponía el uso de hojas de papaya (Carica. Papaya) contra el dengue; también es conocida como fruta bomba, mamón, melón, palo papayo, papaya casera, papaya de castilla, papaya de pájaro, papaya real, papayo, papayito cimarron o zapote.

Es un árbol pequeño cuyas hojas, fruto, semillas, raíces, flores y corteza tienen amplias y potentes propiedades medicinales en una diversidad de indicaciones.

Tradicionalmente, la fruta madura es utilizada como laxante, antibiótico, antibacteriano y digestivo; su jugo se indica para el tratamiento de verrugas y ulceras. Destaca el aporte de papaína utilizado para el tratamiento de malaria, hipertensión, diabetes, hipercolesterolemia, ictericia y helmintiasis intestinal.

Con las flores se prepara una infusión para promover la menstruación y su corteza para los dolores de dientes; la cataplasma de raíz se utiliza para las picaduras de ciempiés.

Las hojas de papaya también tienen muchas indicaciones en la medicina tradicional:

- Tónico cardíaco.
- Alivio de problemas gástricos.
- Fiebre y disentería amébica.
- Apósito en las heridas con las hojas frescas.
- Cataplasma de hojas machacadas para el alivio de dolores reumáticos y para reducir tumores elefantoides.
- Sumergidas en agua caliente se aplican localmente para los dolores.
- Decocción de las hojas para el asma.
- Infusión para una variedad de problemas de estómago y cistitis.
- El extracto alcohólico de las hojas posee efecto vasodilatador y antioxidante que ayuda en la reducción del riesgo cardiovascular.
- Hay evidencias de la actividad antitumoral e inmunomoduladora del extracto acuoso de las hojas en varias líneas celulares y efecto antiinflamatorio en ratas diabéticas.

Entre los principios activos de las hojas de papaya destacamos la papaína y la carpaína:

- La papaína es una enzima que favorece la digestión de las proteínas, ayuda a reducir la inflamación de la próstata, promueve la curación de heridas, alivia el dolor muscular y favorece su recuperación, coadyuvante en el tratamiento de la culebrilla, refuerza el sistema inmunológico, antioxidante, alivio del dolor de garganta, antitóxico contra toxinas como las del tétanos y la difteria, entre otros usos.
- La carpaína es un alcaloide con propiedades insecticidas y antiparasitarias que se ha utilizado tradicionalmente en la medicina popular para tratar parásitos intestinales, como

lombrices; también inhibe el crecimiento in
vitro de Mycobacterium tuberculosis. En la agricultura se ha
investigado por su potencial actividad contra otros tipos de
parásitos y organismos nocivos; actúa afectando el sistema
nervioso de los insectos y otros organismos, lo que puede
llevar a su muerte o a la inhibición de su crecimiento y
reproducción.

Otros principios activos presentes en las hojas de papaya son
flavonoides como la quercetina, antioxidantes como el
betacaroteno, la luteína, el ácido cafeico o la vitamina C y sales
minerales, especialmente potasio.

En lo referente al dengue, las hojas de papaya han sido objeto de
investigación por su potencial en el tratamiento de esta infección:

- **Aumento de plaquetas:** según estudios, las hojas de papaya
  pueden ayudar a aumentar los niveles de plaquetas en el
  organismo; las plaquetas son esenciales para la coagulación
  sanguínea y su disminución es un síntoma común en el
  dengue.
- **Alivio de síntomas:** preparar jugo de hojas de papaya puede
  ayudar a aliviar los síntomas del dengue; con esta indicación
  se ha demostrado una disminución de las citoquinas
  responsables de la sintomatología de esta enfermedad.
- **Combinación con limón:** algunos estudios sugieren que
  combinar el jugo de hojas de papaya con limón puede
  potenciar sus efectos.

La mejor opción para obtener sus beneficios es preparar el jugo
sin hervir ni cocinar las hojas frescas; la infusión también es una
opción, pero las propiedades se conservan mejor en forma de
jugo.

El jugo de hoja de papaya para el dengue generalmente se consume en pequeñas cantidades, a menudo dos cucharadas de dos o tres hojas machacadas en un poco de agua y coladas; el Ministry of Ayush de la India, para la medicina Siddha, recomienda 10 ml dos veces al día durante 7 días.

También se pueden consumir las hojas molidas, masticarlas directamente o hacer una infusión con ellas.

MANGO

Las hojas de mango (Magnifera indica) también son de interés en el tratamiento coadyuvante del dengue; el principio activo que destaca es la mangiferina, un polifenol que se ha estudiado por su capacidad para proteger contra los efectos negativos de los radicales libres y su actividad antiinflamatoria.

En algunas culturas, se ha utilizado el té de hojas de mango como remedio casero para aliviar los síntomas del dengue; al respecto la *Sociedad Paraguaya de Infectología* y el *Ministerio de Salud* de aquel país, se han manifestado negativamente en el 2020 porque, afirman que, en base a evidencia disponible, no pueden recomendar el uso rutinario del extracto de la hoja de mamón como tratamiento curativo contra el dengue.

¿Y? ¡La gente recurre a los tratamientos médicos y ninguno de ellos es efectivo como tratamiento curativo contra el dengue! Al igual que sus ponzoñas farmacológicas, las hojas de mango no curan, supuestamente, pero son un alivio sintomático, una ayuda al cuerpo para que haga su trabajo y sin los efectos secundarios dañinos de los remedios de prescripción. ¡Que vuelva el sentido común!

Quiero agregar que, en ese momento, la única vacuna aprobada y recomendada por estos mismos organismos era la *Dengvaxia*, cuando todavía estaba fresco en la memoria el desastre que había provocado en Filipinas; por supuesto, el ciudadano corriente podía ignorarlo, pero un especialista, de ninguna manera. ¡Juegan con nuestras vidas!

También hay otras voces en el país sudamericano que indican que la hoja del mamón sí es útil para aliviar esta infección virósica; ante la aparición de síntomas de dengue, **Rosa Degen**, jefa de Botánica la *Facultad de Ciencias Químicas de la Universidad Nacional de Asunción* (UNA), informó que las hojas de mamón tienen utilidad para evitar el descenso de las plaquetas, aspecto que se complica durante el padecimiento de la enfermedad:

"Se machaca la hoja fresca tratando de eliminar la parte de la vena de la hoja y la parte donde las venitas son más pequeñas, se corta. Eso se machaca bien, se agrega un poquito de agua natural, se vuelve a machacar hasta que el jugo sea más verdoso, luego eso se filtra y se bebe como agua."

¡Esta es mi versión preferida! En primer lugar, y sobre todo en las personas mal alimentadas, con procesos inflamatorios crónicos o con una inmunidad debilitada, la diferencia puede representar la vida o la muerte. ¡Y la corporación médica le niega ese recurso a alguien que puede no tener otra cosa!

En segundo lugar, no hay sustancias milagrosas, ni curas definitivas, pero las hojas de mango constituyen un auspicio que, incluso es compatible con los fármacos. Y tercero, desde la perspectiva integrativa, se pueden combinar con otras sustancias naturales aquí mencionadas.

También se puede preparar el té, que en este caso es una decocción; hay que hervir unas doce hojas por medio litro y luego filtrar el líquido resultante; se recomienda beberlo con moderación a razón de dos o tres tazas por día y como parte de un enfoque integral de tratamiento. Eventualmente, y sobre todo si estamos expuestos al dengue, como sería vivir en un entorno con personas infectadas, se puede tomar una o dos veces al día con fines preventivos.

Si las hojas de mango resultan un recurso accesible para usted, le aconsejo que profundice su investigación más allá del dengue y los usos mencionados, pues tienen un gran valor medicinal.

Y por supuesto, si de su delicioso fruto se trata, recordemos que es uno de los alimentos más ricos en vitamina C. ¡Un aliado para cubrir las bases antes de los complementos!

HIERBA DE SAN JUAN

La hierba de San Juan (Hypericum perforatum), también conocida como hipérico, es una planta medicinal que se ha utilizado tradicionalmente para diversos fines y, en los últimos años, ha sido muy investigada y demandada para el tratamiento de la depresión; aunque no hay evidencia científica sólida que respalde su uso específico para tratar el dengue, se ha utilizado para aliviar los dolores que esta infección produce.

El hipérico contiene compuestos como hipericina e hiperforina, que tienen propiedades antidepresivas y antiinflamatorias; también se ha utilizado para aliviar el dolor y tratar afecciones nerviosas.

El dengue, que puede causar dolores musculares intensos debido a la fiebre y la inflamación y se ha utilizado el hipérico para aliviar estos dolores.

Se prepara a razón de una cucharada de postre por taza de agua hirviendo; se infusiona 10 minutos, se cuela y se bebe dos o tres veces por día. En herboristerías también está disponible en cápsulas, comprimidos y tinturas.

Se suele advertir que el hipérico no está indicado en niños menores de 12 años, personas con alergia o sensibilidad a esta planta y en personas que sufren de depresión grave; tampoco debe ser utilizado en mujeres embarazadas o que se encuentren en periodo de lactancia o tomando anticonceptivos orales.

También se advierte que quienes toman antidepresivos, como sertralina, paroxetina o nefazodona, tampoco no deben consumir la hierba de San Juan, fundamentalmente por la interacción de ambos; en este punto, y en función de los resultados científicos comparativos, la pregunta que yo me hago es más bien porqué las personas consumen estos fármacos adictivos y llenos de efectos secundarios, cuando disponen algo que ha demostrado resultados similares, pero sin los efectos dañinos de las drogas.

CITRONELLA

La citronela (Cymbopogon nardus) es una planta que se ha utilizado como repelente de insectos, incluidos los mosquitos; es importante comprender que no todos los productos que la contienen -velas, aceites esenciales, lociones- son igualmente eficaces, pues esto depende de la concentración.

Otro punto a considerar, es que a diferencia de los repelentes químicos con DEET o icaridina, requiere una aplicación más frecuente; la gran ventaja es que se trata de un producto fisiológico atóxico y que, además, brinda otros beneficios.

Si decide usar citronela como repelente, busque productos de calidad; aunque esta no es una solución completa para prevenir el dengue, contribuye en el marco de una estrategia integral.

También podemos utilizar la citronela para mantener a los mosquitos alejados creando espacios incómodos para ellos recurriendo a las plantas de citronela; estas son una forma natural y decorativa de repeler mosquitos en el jardín o en el hogar.

El aceite esencial de citronela también es efectivo colocando unas gotas en un difusor; además, brindará su aroma y contribuirá a mantener un ambiente libre de otros microorganismos patógenos.

Si tenemos plantas, también podemos preparar un repelente natural de la siguiente forma:

- Hervir medio litro de agua y colocar unas 5 hojas de citronela fresca; dejar hervir durante 10 minutos más a fuego lento y luego retirar del fuego para que se enfríe.
- Colar la preparación y colócala en una botella con pulverizador para aplicar.

Esta preparación también puede mezclarse con vinagre de alcohol y utilizarla para lavar pisos, vidrios, mesadas, etc.

Y, como si esto fuera poco, la infusión de citronela también es una bebida con agradable sabor cítrico, aroma refrescante y propiedades medicinales.

Entre los beneficios de la infusión de citronela, encontramos varios que son útiles como paliativos en el tratamiento del dengue, además de ser una forma agradable de aportar los líquidos tan valiosos para sobrellevar esta enfermedad:

- **Reducción de la hinchazón estomacal:** la citronela contiene compuestos con propiedades que pueden ayudar a aliviar la inflamación y la irritación en el tracto gastrointestinal; es beneficioso para personas con problemas digestivos como la indigestión, la hinchazón abdominal y los gases.
- **Control del calor corporal:** el consumo de esta infusión puede ayudar a refrescar el cuerpo y regular la temperatura interna, especialmente durante los meses calurosos o para personas que experimentan sofocos debido a condiciones como la menopausia.

- **Mejora de la salud de la piel y combate el acné:** la citronela contiene propiedades antibacterianas y antiinflamatorias que pueden ayudar a reducir la inflamación de los poros; además, su alto contenido de antioxidantes puede proteger la piel del daño causado por los radicales libres y promover una piel más saludable y radiante.

Para preparar la infusión, tenemos que hervir el agua y dejar macerar dos o tres hojas por taza durante 10 minutos; colar y beber.

Podemos utilizarla sola o en combinación con otras de las plantas indicadas en función de los resultados que deseemos lograr, ya sea mejorar la salud gastrointestinal, aliviar los dolores, reducir la fiebre o hidratar el organismo.

FENOGRECO

El fenogreco (Trigonella foenum-graecum) es una planta que se ha utilizado en la medicina tradicional y la cocina en diversas culturas. Aunque no hay evidencia científica sólida que respalde su uso específico contra el dengue, se ha utilizado con este propósito en diferentes medicinas tradicionales y algunos de sus beneficios resultan paliativos sintomáticos.

El fenogreco contiene compuestos como saponinas, flavonoides y alcaloides, que pueden tener propiedades antiinflamatorias y antioxidantes; también se ha utilizado para aliviar afecciones como la diabetes, la inflamación y la dislipidemia.

No hay estudios específicos que demuestren que el fenogreco sea efectivo contra el virus del dengue; sin embargo, algunos investigadores están explorando su potencial debido a sus propiedades inmunomoduladoras y antiinflamatorias.

El concepto efectivo-inefectivo con el que suelen describirse las diferentes sustancias en la medicina alopática, no es el mismo que contemplamos en la medicina natural; una sustancia que no cura el dengue, o que al menos eso no se haya probado, puede aliviar los síntomas, mejorar la respuesta inmunológica e incluso representar la diferencia entre la vida y la muerte con una administración segura. ¡Eso es un éxito espectacular! Dado los efectos secundarios de los fármacos alopáticos, el criterio es diferente, porque aún los buenos resultados tienen un costo muy alto que pagar. ¿Se comprende esto? Son dos cabezas bien diferentes a la hora de analizar los resultados y, en cualquier caso, la mayoría de las sustancias naturales pueden complementar los fármacos alopáticos sin problema. ¿Cuál es la objeción si solo suman auspicios? Si estoy equivocado, y eso es realmente muy difícil, en el peor de los casos, derrochas algo de dinero.

En el tratamiento del dengue, incluso el paracetamol, recomendado como tratamiento de rutina, puede afectar al hígado y agravar el desarrollo de la enfermedad; en cambio, en la medicina natural, si podemos aliviar los dolores con fenogreco, harpagofito, manzanilla, menta o cualquier otra planta, aunque no curemos, suma en todos los órdenes de forma segura. ¡Quién comprende esto tiene la posibilidad de liberar su vida de las cadenas de los fármacos! Incluso, si tan solo fuera posible reducir significativamente su consumo, ya es una victoria de la medicina natural cuyos reconocimientos casi siempre recoge la alopatía.

ASHWAGANDHA

La ashwagandha (Withania somnifera) es una planta medicinal ampliamente utilizada en la medicina ayurvédica y que poco a poco va ganando consumidores en Occidente.

Originaria de la India y Pakistán, esta planta tiene propiedades beneficiosas que se han estudiado en diversos contextos; a continuación, te comparto algunos aspectos relevantes sobre la ashwagandha y sus posibles usos en el dengue.

La ashwagandha es conocida por sus propiedades relajantes, antirreumáticas y tónicas; se la considera un adaptógeno, es decir, una planta que ayuda al cuerpo a resistir las condiciones de estrés y a normalizar las funciones corporales.

Sus principios activos incluyen alcaloides como la somniferina, anaferina y pseudotropina, así como lactonas esteroidales llamadas withanólidos; también contiene flavonoides con acción antioxidante y minerales como el hierro y el potasio.

Entre los beneficios para la salud contrastados, citamos:

- **Reducción de la ansiedad:** la ashwagandha ayuda a regular los niveles de cortisol, una hormona relacionada con el estrés.
- **Combate la anemia:** aumenta los niveles de hemoglobina y eritrocitos en pacientes con anemia ferropénica.
- **Efecto hipoglucemiante:** de utilidad para personas con diabetes y síndrome metabólico.
- **Propiedades antiinflamatorias:** ayuda en el tratamiento de la artritis reumatoide y ha demostrado eficacia incluso en pacientes con COVID-19.
- **Mejora del sistema inmunitario:** aumenta los glóbulos blancos en la sangre, protegiendo contra infecciones.
- **Prevención de la osteoporosis:** contribuye a mantener la masa ósea en personas mayores.
- **Mejora la calidad de sueño:** sola o en combinación con otras plantas como la valeriana, el tilo o la pasiflora, puede ayudar a conciliar el sueño y otorgar un buen descanso, lo cual es muy importante para recuperarse de cualquier enfermedad.

Las formas habituales de consumo son cápsulas, comprimidos y polvo.

La uña de gato (Uncaria tormentosa), es una planta que se ha utilizado en la medicina tradicional de América del Sur desde hace largo tiempo; se ha investigado por su potencial efecto anticancerígeno, antiviral y antiinflamatorio, lo que ha llevado a considerar su uso en el tratamiento del dengue.

Hasta la fecha, no hay suficiente evidencia clínica sólida para respaldar su uso como tratamiento específico para el dengue, sin embargo, está claro que sus propiedades la posicionan como un buen coadyuvante en esta enfermedad.

Además de las mencionadas, la uña de gato tiene propiedades antioxidantes, antiinflamatorias, inmunoestimulantes y depurativas.

Como antiinflamatoria, ha demostrado utilidad en casos de artritis reumatoide, artrosis y gota; esta propiedad también puede contribuir a aliviar los dolores del dengue.

También refuerza el sistema inmunitario y se utiliza en rinitis alérgicas, procesos asmáticos, infecciones varias, debilidad y convalecencia; naturalmente, nuestra inmunidad natural también se verá reforzada a la hora de combatir el virus del dengue. Además, ha demostrado tener capacidad antivírica por sí misma, en especial contra el virus del herpes; también antifúngicas contra la cándida.

En el cáncer, en especial los de colon y mama, el extracto de uña de gato se utiliza como apoyo natural para atenuar los efectos secundarios de la quimioterapia y para inhibir las células cancerígenas.

En un trabajo de investigación que iniciara a principios del presente siglo en la Fundación Oswaldo Cruz (Fiocruz), en Brasil, se observaron varios aspectos auspiciosos para incorporar la uña de gato al tratamiento contra el dengue; los expertos brasileños aseguraron que los experimentos con un extracto de uña de gato (Uncaria tomentosa) para prevenir las inflamaciones provocadas por la infección han resultado prometedores.

La investigación realizada por científicos del *Laboratorio de Inmunología Viral de la Fiocruz*, entidad vinculada al *Ministerio de Salud de Brasil* y considerada como el mayor centro de estudios en medicina de América Latina.

Según las investigadoras **Claire Kubelka** y **Sonia Reis**, el extracto de uña de gato actúa directamente en la producción de las proteínas necesarias para responder al efecto inflamatorio causado por el dengue, empoderando la eficiencia de nuestra propia inmunidad y previniendo el agravamiento de la enfermedad.

La reacción inflamatoria exagerada del organismo provocada por la inmunoamplificación, es el principal factor responsable del agravamiento de los casos de dengue; solamente la mirada sesgada y negligente de la medicina alopática, fuertemente condicionada por los intereses mezquinos de la industria farmacéutica, puede minimizar la importancia invaluable de sustancias como esta, que logran controlar mejor la enfermedad sin los efectos secundarios indeseados de los fármacos.

La uña de gato se consume en polvo disolviendo una cucharadita rasa en jugo o agua, dos veces al día; también se puede preparar una decocción hirviendo en un litro de agua unos 20 gramos de su corteza durante 5 minutos y reposando otros diez minutos; por supuesto, también es asequible en forma de tinturas, cápsulas y comprimidos.

Hay que cubrir las bases con una buena alimentación, de eso no hay dudas; sin embargo, nuestro estilo de vida actual, desequilibrado y antifisiológico, demanda suplementos nutritivos para compensar déficits; esto es mucho más cierto cuando se trata de hacerle frente a una enfermedad o recuperarse de ella.

Veamos algunas opciones de valor para generar auspicios contra el dengue.

SUERO CASERO

Ante cualquier infección, en especial cuando se padece dengue, la hidratación es lo más importante.

Este suero, junto con las infusiones recomendadas y el agua propiamente dicha, son el recurso básico y que no debe faltar durante la recuperación de la enfermedad:

- Ayuda a recuperar la hidratación en el cuerpo.
- Repone agua y sales minerales en casos de diarreas y vómitos.
- Útil tanto para niños, adultos, ancianos y embarazadas.

Preparar suero casero es una forma sencilla y económica de rehidratarse y reponer electrolitos perdidos debido a la deshidratación durante una infección por dengue; a continuación, compartimos una receta básica para hacer suero casero.

Ingredientes:

- 1 litro de agua potable
- 4 cucharaditas de azúcar integral o miel
- ½ cucharadita de sal
- ½ cucharadita de bicarbonato de sodio
- Jugo de 1 limón

Instrucciones: simplemente mezclar el agua con el resto de los ingredientes.

Sobre esta base, se puede agregar trozos de frutas o vegetales para saborizar, utilizar una infusión en lugar de agua y cualquier otra opción creativa compatible con un estilo de vida saludable.

Es importante destacar que el suero casero es una solución básica y sencilla para la rehidratación de casos leves y para prevenir la deshidratación; sin embargo, en casos más graves o persistentes de deshidratación, es fundamental buscar atención médica adecuada porque puede ser imprescindible una terapia de fluidos intravenosa.

VITAMINA C

La vitamina C también ha surgido como una posible arma en la lucha contra el dengue; por supuesto, dado que es un recurso barato y no patentable con el que las empresas farmacéuticas no pueden hacer millones de forma lujuriosa y habrá mucho dinero para 'educar' periodistas y funcionarios públicos para que presten atención 'a otras medicinas más respetables' patrocinadas por la industria.

A continuación, exploraremos los beneficios de la vitamina C en la prevención y el tratamiento del dengue:

- **Propiedades antioxidantes:** durante una infección por dengue, el sistema inmunológico produce radicales libres que pueden causar daño celular y la vitamina C actúa como un antioxidante, neutralizándolos y protegiendo nuestras células de posibles daños.
- **Propiedades antiinflamatorias:** el dengue grave a menudo se asocia con una inflamación excesiva por un exceso de amplificación inmunológica y la vitamina C tiene propiedades que pueden ayudar a regular la respuesta inmunológica y

reducir la inflamación descontrolada, lo que es fundamental en la gestión de casos graves de dengue.

- **Fortalecimiento del sistema inmunológico:** durante una infección viral como el dengue, un sistema inmunológico saludable es esencial para combatir el virus y la vitamina C contribuye fuertemente a mejorar la función de las células inmunitarias, lo que es beneficioso en la prevención y el tratamiento del dengue. Metafóricamente, ayuda a que nuestros soldaditos no salgan a tirar tantos balazos en cualquier dirección y sean más precisos en su labor.
- **Mejora de la función endotelial:** en casos graves de dengue, la función de los vasos sanguíneos puede verse comprometida, lo que puede llevar a sangrado y complicaciones; la vitamina C puede mejorar la función endotelial, fortaleciendo los vasos sanguíneos y reduciendo el riesgo de sangrado. En estos casos, aporta mucho valor asegurarse el consumo sinérgico de bioflavonoides, que, por ejemplo, en el caso de los cítricos, está presente en la pulpa blanca.
- **Mejora la síntesis de interferón:** la vitamina C contribuye a favorecer la síntesis y a aumentar el interferón, una proteína que nuestras células crean para defenderse, o, como su nombre indica, interferir con virus y enfermedades; el interferón juega un papel inhibiendo la producción adicional de un virus o sustancia extraña y evitar que progrese una infección. Hay estudios que indican que inyectar interferón, puede proteger contra el virus del dengue deteniéndolo en seco; la vitamina C ayuda a que el propio cuerpo sea más eficiente produciéndolo.
- **Favorece la producción de plaquetas:** la vitamina C puede ayudar a aumentar los recuentos de plaquetas, que disminuyen durante la infección.

La vitamina C puede ser consumida en forma de complemento en comprimidos, cápsulas o en polvo; para la prevención del dengue y otras infecciones, mi sugerencia es consumir entre 500 y 3000mg al día; en caso de infecciones, esas dosis se pueden duplicar o triplicar con el único efecto secundario de provocar una diarrea, marcando así su dosis de tolerancia.

La vitamina C intravenosa se ha utilizado en estudios clínicos como parte del tratamiento de casos graves de dengue; en este punto, sería sumamente valioso contar con una prescripción previa de nuestro médico de cabecera para que en el hospital nos la administren en caso de padecer la infección, dado que la mayoría de ellos son muy resistentes a su uso.

También podemos contar con un familiar que nos suministre el complemento oral de vitamina C, notificando a los profesionales que llevan el caso; no necesitamos que estén de acuerdo, basta que confirmen que no hay contradicciones con el tratamiento que administran (y realmente no las hay).

BIOFLAVONOIDES

Los flavonoides son una clase de compuestos naturales que se encuentran en diversas plantas y alimentos y que, a pesar de ser un amplio campo apenas explorado, han sido objeto de mucha investigación debido a sus posibles propiedades beneficiosas para la salud; en el contexto del dengue, se ha estudiado su actividad antiviral.

Los flavonoides han demostrado eficacia contra varios virus, incluido el virus del dengue; algunos estudios sugieren que los flavonoides pueden interferir con la replicación viral y reducir la carga viral en células infectadas.

Entre sus mecanismos de acción los flavonoides pueden afectar diferentes etapas del ciclo de vida viral inhibiendo la entrada del virus a las células huésped, interfiriendo con la replicación viral dentro de las células y también pueden afectar la liberación de partículas virales.

Veamos, a continuación, algunos flavonoides con actividad antiviral.

QUERCETINA

Este flavonoide se ha estudiado por su actividad antiviral contra el dengue y otros virus; se ha observado que puede inhibir la replicación y reducir la carga viral en células infectadas.

La quercetina es un flavonoide que aporta color a los vegetales y sus propiedades para la salud son ampliamente estudiadas; pertenece al grupo de los flavonoles y se encuentra en buena concentración en alimentos como la cebolla, las alcaparras y el sauco, así como ampliamente distribuido en plantas con propiedades medicinales.

A continuación, comparto una lista de los alimentos que más quercetina contienen:

- Alcaparras (145 mg)
- Bayas de saúco (60 mg)
- Cebolla morada (55,78 mg)
- Orégano mexicano seco (42 mg)
- Clavo de olor (28,40 mg)
- Cacao amargo (25 mg)
- Cebolla amarilla (11,17 mg)
- Harina de trigo sarraceno (11,17 mg)
- Manzana (7 mg)
- Cebolla chalota (2 mg)
- Arándanos azules: (1,27 mg)
- Uva (1,21 mg)

- Frambuesas (0,09 mg)
- Té verde (0,09 mg)
- Tomate (0,02 mg)

Entre las propiedades de la quercetina destacamos:

- **Reguladoras:** ayuda a regular el desarrollo y función celular.
- **Protectoras:** previene afecciones causadas por hongos o bacterias. La quercetina es un ionóforo del zinc, el cual actúa como un transportador que lo ayuda moverlo a través de las membranas y lo empuja dentro de las células; de esta forma, el zinc puede inhibir la replicación celular.
- **Antioxidantes:** protege las células contra los radicales libres.
- **Antiinflamatorias:** en el marco de un estilo de vida saludable, contribuye a controlar la inflamación crónica y a evitar episodios más agudos asociados con enfermedades infecciosas como el dengue, el covid-19, etc.

En función de estas propiedades, el consumo de quercetina aumenta las defensas del cuerpo, potencia la acción de la vitamina C, previene el envejecimiento precoz y aumenta el tiempo libre de enfermedades, protege la salud cardiovascular, ayuda a eliminar los síntomas de las alergias, entre otros beneficios.

Seleccionando bien los alimentos, podemos obtener buenas dosis de quercetina con la mejor capacidad de asimilación; en caso de necesidad, también está disponible en cápsulas y comprimidos, siendo recomendables aquellos que aportan entre 500 y 1000 mg.

RUTINA

La rutina, que también se conoce como rutósido, rutinósido, quercetin-3-rutinósido y soforina, es un glucósido flavonoide presente en algunas plantas como trigo sarraceno, espino amarillo, té verde, manzanas y cítricos.

Se ha estudiado por sus beneficios para la salud, y se han observado varias propiedades beneficiosas:

- **Antioxidante:** la rutina tiene propiedades antioxidantes, lo que significa que puede ayudar a proteger las células del daño causado por los radicales libres, que están asociados con el envejecimiento y diversas enfermedades. ¡No es necesario estar enfermo o en riesgo de estarlo para beneficiarse de la rutina!
- **Antiinflamatorio:** la rutina contribuye a reducir la inflamación en el cuerpo, la cual está relacionada con muchas enfermedades crónicas e infecciosas.
- **Protección vascular:** se ha demostrado que la rutina fortalece los vasos sanguíneos y mejora la circulación, lo que puede ser beneficioso para la salud cardiovascular y la prevención de problemas como las venas varicosas y telangiectasias.
- **Propiedades anticancerígenas:** algunos estudios han sugerido que la rutina podría tener efectos inhibidores sobre el crecimiento de ciertos tipos de células cancerosas; aunque se necesita más investigación en esta área yo no dejaría de utilizarla en caso de un diagnóstico de cáncer.
- **Apoyo para la salud ocular:** la rutina puede ser beneficiosa para la salud ocular, ya que puede ayudar a proteger contra condiciones como la degeneración macular relacionada con la edad y las cataratas.

A continuación, comparto una lista de los alimentos que más rutina contienen:

- Espino amarillo seco (125 mg)
- Cáscara de trigo sarraceno (70 mg)
- Té verde (23 mg)
- Espino amarillo fresco (20 mg)
- Trigo sarraceno o alforfón: (15 mg)

- Capullos de flores de trigo sarraceno (14 mg)
- Grosellas negras (10 mg)
- Cilantro (8 mg)
- Manzanas (5 mg)
- Cítricos (3-4 mg)

Aunque no hay dosis diaria recomendada, se sugiere un consumo de entre 100 y 500mg; seleccionando bien los alimentos, se puede obtener una buena dosis de rutina, sin embargo, en caso de necesidad se puede acceder a ella a través de los complementos nutricionales.

VITAMINA K

La vitamina K es un nutriente esencial que desempeña un papel crucial en la coagulación sanguínea y la salud ósea; aunque a la fecha no hay evidencia específica de su relevancia directa en el dengue, su importancia en la coagulación sanguínea la vuelve objeto de atención; a continuación, presento algunos puntos importantes:

- **Coagulación Sanguínea:** la vitamina K es necesaria para la síntesis de proteínas de coagulación, como la protrombina. En el dengue, donde puede haber una disminución de las plaquetas y trastornos de la coagulación, la vitamina K podría ser relevante; sin embargo, aunque no se ha demostrado una relación directa entre la protrombina y el dengue, su función en la coagulación podría ser relevante en la respuesta del organismo a la infección.
- **Prevención de hemorragias:** la deficiencia de vitamina K puede provocar una mayor tendencia a las hemorragias; en el dengue, donde la trombocitopenia (baja cantidad de plaquetas) es común, mantener niveles adecuados de vitamina K podría ayudar a prevenir hemorragias.

La vitamina K es esencial para la síntesis de factores que intervienen en la coagulación sanguínea, regulándola al producir algunos elementos que forman parte de la cascada de coagulación y prevención de hemorragias; en el contexto del dengue, donde puede haber una disminución de las plaquetas y trastornos de la coagulación, la vitamina K podría ser relevante.

Es importante destacar que el déficit de vitamina K, más allá de la infección por dengue, puede conllevar alteraciones hemorrágicas, sangrados y osteoporosis; si se experimenta sangrado nasal, en orina o en heces, es recomendable consultar con un médico para descartar una deficiencia u otras patologías.

Durante el desarrollo del dengue, el virus continúa multiplicándose dentro de las células sanguíneas hasta llegar a la médula ósea, donde compromete la producción de plaquetas, células fundamentales para los procesos de coagulación; por lo tanto, mantener niveles adecuados de vitamina K podría ayudar a prevenir hemorragias y mantener la salud ósea.

Considerando el dengue, pero con una mirada integral enfocada en la salud, tengamos en cuenta que las plaquetas son células sanguíneas cruciales para la coagulación y la prevención de hemorragias. Para mantener las plaquetas saludables, es fundamental la vitamina K y debemos obtenerla de alimentos como verduras de hoja verde, brócoli, coliflor, col, tomates o alfalfa; además, es importante cuidar la microbiota intestinal, que participa en la síntesis de vitamina K. ¡Chucrut!

También debemos considerar su retroalimentación con alimentos ricos en enzimas como germinados, remolacha, zanahoria, apio y cítricos; el jugo de aloe también es recomendable; el folato, presente en los vegetales de hoja como las legumbres o los frutos secos, fortalecen el sistema inmunitario y equilibran los nutrientes en la sangre.

Sin olvidar la contribución al buen estado de las plaquetas de aquellos alimentos ricos en vitamina C que ya han sido enumerados en otro apartado.

Además, la vitamina K interviene en el proceso químico de una proteína esencial para los huesos, la osteocalcina, contribuyendo a la formación ósea y aumentando la densidad del hueso.

Los síntomas de la deficiencia de vitamina K, con o sin dengue, nunca son auspiciosos y deben ser corregidos; estos pueden variar según la gravedad y la duración de la carencia. Veamos algunos signos a tener en cuenta:

- **Sangrado:** sangrado excesivo, hematomas, sangrado nasal, sangrado intestinal.
- **Mayor susceptibilidad a fracturas óseas:** generalmente se enfoca en el calcio, a veces en el magnesio y la vitamina D, pero una deficiencia de vitamina K también puede aumentar el riesgo de fracturas.
- **Dolores óseos y debilidad muscular.**
- **Problemas de visión:** aunque menos común, la carencia prolongada de vitamina K puede afectar la salud ocular.

Otro dato de interés es que la deficiencia de vitamina K puede ser especialmente grave y potencialmente mortal; esta es la razón por la que los bebés reciben una inyección de vitamina K al nacer para prevenir la enfermedad hemorrágica del recién nacido; obvio que me gustaría explorar opciones más cuidadosas y fisiológicas como un jugo de chucrut o enfatizar los cuidados en la madre durante el embarazo y la lactancia, pero la medicina alopática es así.

El lector atento, habrá observado muchas coincidencias entre el déficit de vitamina K y los síntomas del dengue, y aunque la asociación no ha sido contrastada de forma suficiente, no hay nada que perder con asegurarse su aporte adecuado para cuidar la salud general.

AGUA DE COCO

El dengue, generalmente provoca deshidratación y procurar evitarlo es nuestra primera línea de defensa desde los hábitos saludables; el agua de coco, un recurso muy utilizado en los países tropicales donde abunda, es inmensamente beneficioso porque que está cargada de electrolitos y nutrientes vitales.

El agua de coco es una bebida natural y refrescante que hace una diferencia para los pacientes con dengue; veamos que se sabe sobre su uso en el tratamiento del dengue:

- **Hidratación:** el agua de coco es una fuente natural y eficiente de hidratación durante el dengue o cualquier infección donde la deshidratación es común debido a la fiebre y los síntomas; beber agua de coco puede ayudar a mantener y reponer los líquidos perdidos en el cuerpo.
- **Minerales y vitaminas:** es una bebida rica en minerales como el potasio y el magnesio, esenciales para el funcionamiento adecuado del cuerpo y que pueden ayudar a fortalecer el sistema inmunológico y el metabolismo energético del organismo.
- **Efecto antiviral:** el agua de coco tiene propiedades antivirales debido a su contenido de ácido láurico; algunos estudios también sugieren que podría contribuir a la normalización de los niveles de plaquetas, al menos en pacientes con dengue no grave. ¡Y nosotros debemos hacer todo lo posible para que no se agrave en caso de padecerlo!
- **Recuperación más rápida:** según un estudio realizado por investigadores de la *Universidad de Guadalajara*, el agua de coco puede generar una mejor respuesta en cuanto al tiempo de recuperación del paciente.

Como sea, cuando se padece dengue, debemos hidratarnos mucho, más allá de satisfacer la sed; el agua de coco, si la tenemos accesible, junto con las infusiones, caldos, jugos y suero casero aquí recomendados, es un paso adelante en nuestra estrategia de salud.

Por favor, seamos serios. El agua de coco por sí sola no es suficiente, necesitamos una estrategia que sume sinérgicamente los diferentes recursos aquí expuestos mediante una rápida e intensa aplicación, más allá de los recursos alopáticos a los que recurramos. ¿Comprendemos esto? No se trata de probar por curiosidad, estamos ante una enfermedad que necesita respuestas contundentes y eficaces.

PLATA COLOIDAL

La plata coloidal es un antibiótico natural con capacidad de eliminar un amplio espectro de hongos, virus y bacterias; está compuesta por partículas sumamente pequeñas de plata de alta pureza.

En los imperios griego y romano, se empleaba para elaborar utensilios de cocina y recipientes para almacenar agua; Heródoto, el historiador griego, mencionaba que Ciro de Persia bebía agua hervida de vasijas de plata, intuyendo que este material inhibía el desarrollo de microorganismos.

E la Medicina Tradicional China y Ayurveda, durante siglos, se ha utilizado para prevenir o tratar infecciones y rejuvenecer a pacientes afectados por dolencias o debilitados por la edad.

Los granjeros en el Oeste de EE. UU., colocaban monedas de plata en recipientes con leche recién ordeñada para facilitar su conservación.

La plata coloidal que podemos adquirir en dietéticas, se obtiene mediante electrólisis, combinando plata con agua destilada; su uso es versátil y seguro, ya que no interacciona con otros medicamentos, no provoca adicción ni intolerancia, y se excreta fácilmente a través de la orina. Además, no se han descrito efectos secundarios ni reacciones alérgicas significativas, más allá del temor infundado que cunde en las redes sociales por la intoxicación por plata conocida como argiria; esto es algo que suele pasar a los mineros, pero no a quienes consumen plata coloidal.

Es una de mis opciones preferentes contra cualquier infección, ya sea para la prevención o el tratamiento; puesto que las concentraciones de plata coloidal varían, hay que seguir las indicaciones del prospecto para su consumo.

También es importante destacar la actividad larvicida de la plata coloidal, observada en varios estudios; en un trabajo del 2022, publicado bajo el título *Mosquito Larvicidal Activity of DNA Capped Colloidal Silver Nanoparticles*, las larvas tuvieron una tasa de mortalidad del 100% durante 24 horas a una exposición de 10 ppm; esta solución se acumula en la superficie de la larva y provoca su muerte.

Es vital pensar en la comida como un recurso para estimular la inmunidad, pero también como un depresor si es inadecuada; como ocurre en cualquier infección, hay que optar por alimentos cargados de nutrientes y libres de toxinas, en la medida de lo posible en el contaminado mundo actual, que auspicien una mejor recuperación; por supuesto, también hay que comprender que, en función de nuestras elecciones alimentarias, estaremos más o menos propensos a enfermar por el virus, condicionando también el desarrollo de la misma.

Es importante consumir vegetales frescos, ricos en vitamina C, enzimas y clorofila. Si las frutas son orgánicas es preferible comerlas enteras antes que el jugo, así como con su cáscara y semillas bien masticadas que suelen tener principios activos que apoyan la inmunidad. Las ensaladas crudas deben ser protagonistas estos días y si deseamos beber jugos, es preferible que sean de vegetales; de hecho, dos o tres vasos de jugo de hortalizas al día, será un gran apoyo.

Los alimentos ricos en vitamina K como las coles, brócoli, coliflor, espinacas o cebolletas, también ayudarán a mantener una buena coagulación sanguínea y reducir el riesgo de hemorragias.

Los caldos claros también son una buena opción, sobre todo cuando la persona no tiene hambre o deseos de comer, garantizándonos un aporte más del preciado líquido para mantener la hidratación, así como sales minerales, vitaminas y fitoquímicos de valor para mantener en pie de batalla a nuestro ejército interior.

Las proteínas son muy importantes para favorecer una mejor recuperación, pescados, huevos o legumbres aportan aminoácidos esenciales para robustecer las defensas naturales del cuerpo; los veganos, aunque es de gran beneficio para todos, pueden recurrir a una o dos cucharaditas de espirulina o levadura de cerveza dietética que se agregarán a ensaladas, jugos o caldos.

Es importante mantener una alimentación frugal, densa nutritivamente y que no sobrecargue la digestión; no forzar la alimentación, pero no descuidar la hidratación con un fuerte consumo de agua, infusiones, jugos de hortalizas o caldos.

Ahora, vayamos un paso más allá.

ALIMENTACIÓN ANTIINFLAMATORIA

Una dieta antiinflamatoria es importante para las personas con problemas de salud porque puede ayudar a reducir tanto la inflamación aguda como la inflamación crónica en el organismo.

La inflamación crónica es la raíz común de numerosos procesos patológicos, como las enfermedades cardiovasculares, la diabetes, el cáncer, el Alzheimer o las inflamaciones articulares con dolor y limitación funcional, las enfermedades autoinmunes o las infecciones.

Sin embargo, una buena alimentación, también contribuirá a desinflamar un estado agudo y resolverlo con eficacia para que no se transforme en crónico.

¿QUÉ PAPEL JUEGA LA INFLAMACIÓN EN NUESTRO CUERPO?

La inflamación es una respuesta de nuestras defensas a una lesión o infección, y puede ser beneficiosa o perjudicial dependiendo de su tipo y duración.

En general, la inflamación aguda es beneficiosa y ayuda al cuerpo a combatir la infección o lesión, mientras que la inflamación crónica puede ser perjudicial y contribuir al desarrollo de enfermedades como la artritis, la enfermedad cardiovascular y el cáncer; este es un punto que nos ayuda a comprender porque nuestra respuesta a la enfermedad varía según nuestro estado previo de salud.

La inflamación también puede ser provocada por otras experiencias, como presenciar acontecimientos traumáticos o sufrir estrés crónico.

La dieta antiinflamatoria se basa en priorizar alimentos que ayudan a combatir la inflamación y evitar aquellos que la provocan o mantienen; en general, una alimentación saludable y equilibrada es fundamental para mantener una buena salud y prevenir enfermedades relacionadas con la inflamación.

Lo importante es no perder de vista que la inflamación es un proceso fundamental en la respuesta del sistema inmunológico ante las enfermedades infecciosas como el dengue:

- **Respuesta Inmunológica:** la inflamación es una respuesta defensiva del cuerpo ante la presencia de microorganismos como bacterias, virus y hongos y cuando se detecta una infección, el sistema inmunológico activa una serie de mecanismos para combatir al patógeno.
- **Mecanismos de la Inflamación:** la vasodilatación permite que más células inmunitarias lleguen al sitio de la infección, el aumento de la permeabilidad vascular facilita la migración de células inmunitarias hacia los tejidos afectados y las células inmunitarias trabajan juntas para eliminar el patógeno.

La inflamación permite la destrucción del patógeno y la reparación de los tejidos; también promueve la cicatrización y la recuperación.

Uno de los grandes inconvenientes de la actualidad es que los procesos inflamatorios productivos se encuentran con cuerpos crónicamente inflamados por la mala alimentación, el estrés y la contaminación ambiental, lo cual favorece que esta se extienda y se agrave más allá de su objetivo y duración estrictamente necesario.

Luego, cuando la inflamación acaba, este escenario que es perjudicial en sí mismo, extiende la inflamación, causa daño a los tejidos y te predispone a la próxima infección, crisis autoinmune o cáncer; además el cuerpo se queda sin capacidad de respuesta resolutiva y los tejidos pueden quedar con daños permanentes.

Estas personas viven con el cuerpo en llamas y son las que enferman permanentemente y mueren por infecciones de poca gravedad como covid-19, una gripe, sarampión o dengue. O las que mueren de septicemia en el hospital.

¿CÓMO SE DISEÑA UNA DIETA ANTIINFLAMATORIA?

La dieta antiinflamatoria tiene como objetivo reducir la inflamación crónica para proteger la salud, retrasar el envejecimiento y prevenir muchas enfermedades crónicas como las anteriormente mencionadas, la aterosclerosis, la artritis y el lupus; también se recomienda para bajar de peso.

Este enfoque se basa en alimentos que reducen la inflamación crónica en el organismo con un bajo contenido en grasas saturadas y ácidos grasos omega 6, procurando eliminar las grasas trans y refinadas de los aceites comunes y alimentos ultraprocesados; así mismo, se enfatiza el consumo de ácidos grasos esenciales omega 3 y polifenoles que favorecen la respuesta resolutiva (Ver Apéndice A para más información).

Los alimentos que se deben consumir son vegetales crudos en el eje principal de este enfoque; esta categoría no tiene limitaciones de cantidad y solo enfatizaría en la importancia general de comer despacio y masticar muy bien.

Luego tenemos vegetales cocidos, frutas enteras, hongos legumbres y pescado de mar que deben consumirse con normalidad en el marco de una alimentación moderada: comer para vivir, no vivir para comer.

En tercer lugar, tenemos huevos de campo, carnes de pastoreo, granos integrales, semillas, frutos secos, que son recomendables, pero en cantidades acotadas.

Los lácteos fermentados y los quesos duros, son la categoría más controvertida, algunos autores los recomiendan en pequeñas cantidades y otros los descartan definitivamente; en mi opinión, pueden admitirse en pequeñas cantidades si provienen de animales de pastoreo, han sido elaborados artesanalmente y no se padece ninguna enfermedad.

Los aceites de oliva y coco virgen extra, son altamente deseables; por su naturaleza calórica se utilizan moderadamente, pero no es necesario restringirlos demasiado, pues sus principios activos son muy saludables.

Por otro lado, se deben evitar los alimentos proinflamatorios como los embutidos, azúcares, edulcorantes artificiales, harinas refinadas, aceites refinados y ultraprocesados.

ALIMENTOS CON MÁS PROPIEDADES ANTIINFLAMATORIAS

A continuación, proporciono una lista de algunos alimentos con propiedades antiinflamatorias; una vez que comprenda la lógica de una dieta antiinflamatoria, los puede tener en mente para elegirlos con más frecuencia:

- Ajo
- Nueces
- Semillas de lino

- Semillas de chía
- Pescado azul salvaje
- Espinacas
- Azafrán
- Cúrcuma
- Jengibre
- Aceite de oliva y aceitunas
- Verduras de hoja verde, como espinacas
- Frutas rojas, como fresas, cerezas, frambuesas, moras, semillas de granada, guayaba y sandía
- Arándanos
- Frutas cítricas
- Vegetales de color verde oscuro
- Aguacate
- Té verde

Es importante destacar que estos alimentos no son una cura suficiente para la inflamación y que una alimentación equilibrada y variada en los términos de una dieta antiinflamatoria, es fundamental para mantener una buena salud; y, por supuesto, además, es importante evitar alimentos proinflamatorios como los procesados, los ricos en grasas saturadas y los azúcares refinados.

Cuando contemplamos todos los aspectos de una alimentación antiinflamatoria, estamos ante un enfoque que sí es consistente y realmente se vuelve un pilar en la prevención, respuesta y recuperación ante todo tipo de infecciones, incluyendo el dengue.

¿QUÉ SON LAS GRASAS TRANS Y POR QUÉ SE CONSIDERAN PROINFLAMATORIAS

Las grasas trans son un tipo de grasa alimentaria que se forman por la adición de hidrógeno a las grasas insaturadas para que sean más estables en su almacenamiento.

Las grasas trans son de las menos saludables que existen y aumentan los marcadores inflamatorios en el cuerpo; además, se ha demostrado que las grasas trans pueden afectar la función de las células endoteliales que recubren las arterias, siendo esto un factor de riesgo para enfermedades cardíacas.

Estas grasas se encuentran en alimentos procesados y ultraprocesados como galletas, tentempiés fritos, alimentos horneados, panadería industrial, entre otros. ¡Evítelos siempre! En la salud y en la enfermedad.

Además de ser proinflamatorias, las grasas trans tienen otros efectos negativos en el cuerpo, como:

- Aumentar el colesterol malo (LDL) y reducir el bueno (HDL), lo que puede dar como resultado la acumulación del colesterol en las arterias y el aumento del riesgo de enfermedades cardiovasculares.
- Predispone a sufrir dislipemias y eleva el riesgo de desarrollar enfermedades cardiovasculares.
- Incrementar el riesgo de sufrir aumento de peso y de padecer obesidad.
- Elevan los niveles de triglicéridos en sangre.
- Disminuyen los niveles de HDL o "colesterol bueno".
- Aumentan la respuesta inflamatoria del organismo.

Es importante evitar el consumo de grasas trans en la dieta diaria y optar por opciones más saludables

¿QUÉ RELACIÓN HAY ENTRE LA DIETA ALCALINA Y LA DIETA ANTIINFLAMATORIA?

La dieta alcalina y la dieta antiinflamatoria están relacionadas en el sentido de que ambas buscan reducir la inflamación en el cuerpo. La dieta alcalina se enfoca en aumentar el pH del organismo mediante alimentos alcalinos, mientras que la dieta antiinflamatoria se basa en priorizar alimentos que ayudan a combatir la inflamación y evitar aquellos que la provocan o mantienen. En general, ambas dietas promueven el consumo de alimentos frescos, naturales y ricos en nutrientes, como frutas, verduras, semillas y pescado azul, y evitan los alimentos procesados, fritos y ricos en grasas saturadas y azúcares refinados.

Además, la dieta alcalina también promueve el consumo de alimentos alcalinizantes y reduce el de alimentos acidificantes para recuperar un equilibrio en el cuerpo.

En resumen, ambas dietas buscan reducir la inflamación en el cuerpo y potenciar la salud a través de una alimentación saludable y equilibrada; hay diferentes presentaciones de ambas, pero la mayoría se encuentran dentro de un rango razonable que las vuelve valiosas.

¿CÓMO SE PUEDE REDUCIR LA INFLAMACIÓN EN EL CUERPO DE MANERA NATURAL?

A continuación, presento algunas formas naturales de reducir la inflamación en el cuerpo y que complementan muy bien nuestros esfuerzos por mejorar la alimentación:

- Ejercicio físico regular y moderado.
- Control del estrés.
- Dormir bien.
- Controlar el peso corporal.

Es importante destacar que estos hábitos por si solos no son una cura para la inflamación y que una dieta equilibrada y variada es fundamental para mantener una buena salud; el uso de algunos complementos como los Omega 3 y los polifenoles también agrega eficiencia al proceso. Además, es fundamental evitar alimentos proinflamatorios como los procesados, los ricos en grasas saturadas y los azúcares refinados, de lo contrario, nuestros intentos serán solo parches.

En el Apéndice B, ofrecemos algunas recetas antiinflamatorias para organizar un programa simple.

¿Deberíamos respetar rigurosamente el consumo de ocho vasos de agua al día que suelen repetir los referentes de la salud socializada? ¡Por supuesto que no!

Esta recomendación puede ser muy insuficiente, adecuado, e incluso demasiado según los casos. ¿Necesitan lo mismo un deportista y un sedentario? ¿Una persona que come ultraprocesados y otra que se alimenta de ensaladas crudas, jugos verdes, brotes de semillas y frutos secos activados? ¿En verano o en invierno?

Los ocho vasos diarios representan una medida de seguridad cuyo propósito es evitar un desastre mayor entre quienes no se ocupan mucho por entender cómo funciona su cuerpo y necesitan consignas simples y fáciles de entender; para aproximarnos a nuestro ideal, no solo debemos adquirir algo más de conocimientos, sino que además necesitamos ser pacientes observadores de nuestro cuerpo e ir ajustando, pues no siempre requerimos lo mismo.

Más allá de buscar el punto de equilibrio con la cantidad de agua adecuada, beber mucha agua puede producir efectos similares a la falta de sodio, especialmente cuando se evita o consume poca sal, lo que empeora la deshidratación y puede alterar la presión arterial.

Sin embargo, hay momentos en el que el consumo sí debe incrementarse; por ejemplo, para fomentar una mayor desintoxicación o para hacerle frente a una infección, es necesario acelerar el paso. El trago, mejor dicho.

Por otra parte, un consumo insuficiente, afectará la estructura y funcionamiento saludable de nuestras células; es un equilibrio dinámico que requiere un poquito de conocimiento, otro poquito de sensibilidad, otro tanto de observación y confianza en las señales de nuestro cuerpo.

Idealmente, estos son aprendizajes que debemos hacer en tiempos de salud, para que, cuando llegue una crisis, estemos un paso adelante y mejor preparados para accionar rápida y eficazmente.

También, hay que tener en cuenta que el agua es tan solo uno de los factores importantes para una adecuada hidratación; también hay que tener en cuenta otros aspectos, entre los que destacan los electrolitos.

¿QUÉ SON LOS ELECTROLITOS?

Los electrolitos son minerales presentes en la sangre y otros líquidos corporales que llevan una carga eléctrica; estos minerales afectan cómo funciona el cuerpo de diversas maneras:

- **Cantidad de agua en el cuerpo:** los electrolitos influyen en la distribución del agua en el organismo.
- **Acidez de la sangre (pH):** mantienen el equilibrio ácido-base en la sangre.
- **Función nerviosa y muscular:** son esenciales para la transmisión de señales nerviosas y la contracción muscular.
- **Otros procesos importantes:** participan en múltiples funciones metabólicas y celulares.

Los electrolitos son:

- Calcio
- Cloruro
- Magnesio
- Fósforo
- Potasio
- Sodio

Es importante reponer los electrolitos perdidos, especialmente cuando se suda y cuando se padece una infección como el dengue; el agua sola no contiene electrolitos.

Para mantener el equilibrio de electrolitos en el cuerpo, aquí hay algunas recomendaciones:

- **Hidratación adecuada:** por supuesto, no hay que perder de vista beber suficiente agua durante el día para mantener un equilibrio adecuado de electrolitos.
- **Evitar la deshidratación**, especialmente en climas cálidos, cuando se realiza ejercicio intenso o cuando se padece una infección.
- **Consumo de alimentos ricos en electrolitos:** incluir en la dieta alimentos que contengan potasio (plátanos, espinacas, aguacates, patatas), calcio (almendras, sésamo, brócoli), magnesio (frutos secos, legumbres, espinacas), sodio (aunque su consumo debe ser moderado, la sal marina sin refinar es un baluarte de una buena alimentación); una alimentación saludable basada en alimentos frescos e integrales, aporta lo necesario para situaciones normales.
- **Suplementos:** si es necesario, como en el caso de una infección o actividad deportiva intensa, los suplementos son una buena opción; también se puede solicitar al médico que nos indique un análisis bioquímico de los electrolitos.
- **Controla la sudoración:** cuando se realiza ejercicio intenso o se suda mucho, reemplazar los electrolitos perdidos con bebidas o jugos verdes.

El suero casero, que hemos compartido en un apartado anterior, es un esencial en este punto.

"Beber mucha agua y consumir poca sal", son dos recomendaciones habituales que pueden estar robándonos bienestar y que, al menos, debemos considerar racionalmente.

Mike Fave, citado por **Joseph Mercola** en su sitio
www.tomecontroldesusalud.com, nos brinda una perspectiva del
tema que no se considera habitualmente:

*"La interacción del agua con los electrolitos y las proteínas (en
la membrana de las células) le da estructura al agua y crea un
estado de gel (también conocida como agua estructurada o agua
EZ, que almacena energía y fortalece las mitocondrias).*

*Esto significa que no solo necesita agua, también necesita
electrolitos y proteínas. Y luego, necesita energía para mantener
los gradientes de concentración adecuados o mantener las
proporciones adecuadas de electrolitos dentro y fuera de las
células.*

*En la teoría de la membrana plasmática, se necesita una cantidad
adecuada de ATP, que se produce por la fosforilación oxidativa,
para hacer funcionar las bombas que controlan los gradientes
dentro y fuera de la célula.*

*En la teoría del estado de gel o teoría del gel de agua, se necesita
que la célula produzca suficiente energía para mantener una
carga específica de la estructura de las proteínas y del agua, de
modo que puedan interactuar para mantener una forma
adecuada.*

*En ambas teorías, cuando se interrumpe la producción de
energía, la célula se inflama porque no ha podido mantener los
gradientes adecuados entre los electrolitos de adentro hacia
afuera, o en el caso de la teoría del estado de gel, el electrolito no
interactúa de forma adecuada con el agua y la estructura.*

*Así que ahora tenemos una mejor perspectiva: los electrolitos son
fundamentales para mantener una buena hidratación en los
tejidos y las células. Claro que necesita agua, pero también
necesita electrolitos, proteínas y aminoácidos, así como un*

metabolismo energético celular en óptimas condiciones. Esto significa que, si está deshidratado, beber mucha agua no es la solución.

Hay muchos factores que influyen en la hidratación, y cuando comienza a beber más agua de la que su cuerpo necesita, el proceso de eliminar el exceso de agua producirá un efecto negativo en esos otros factores".

El agua estructurada tiene una carga negativa, es por eso que habitualmente recomiendo 'pranizar' el agua o, en términos acordes a nuestro entendimiento científico contemporáneo, ionizarla (aunque la idea original va más allá); esto se logra trasegando el agua de un vaso a otro, en la tradición ayurvédica es un movimiento que se realiza siete veces. Hoy día hay máquinas ionizadoras, pero básicamente es poner en movimiento el agua.

Cuantos más vasos de agua ionizada consumamos, en relación a la carga total, mejor; y en caso de cursar con una infección, todo el consumo de agua debería ser ionizado. Cuando el agua adquiere esta particularidad, necesitamos beber menos para lograr la misma hidratación.

Luego, la capacidad de recibir agua que tiene nuestro cuerpo, también depende de la energía que pueden producir las células, aunque en cualquier escenario el objetivo de hidratarnos será más eficiente con el agua pranizada porque ya lleva su propia energía: es lo que llamamos agua viva o agua estructurada.

Podemos mejorar este proceso, exponiéndola al sol; la luz infrarroja también estructura el agua. Puede ser un estímulo, el otro o ambos.

Estas son algunas de las razones por las que la pregunta sobre cuantos vasos de agua debemos beber tiene sus límites; lo más importante es aprender a reconocer las señales de una hidratación eficiente o ineficiente.

Beber agua es esencial para mantener una hidratación adecuada, y, aunque durante una infección puede ser muy recomendable darle un shock hídrico al cuerpo para desintoxicar y refrigerar, tomarla en exceso de forma cotidiana puede tener consecuencias negativas. Compartimos algunas señales de que podría estar hiper hidratado y ayudarle a mantenerse cerca del equilibrio:

- **Entumecimiento de las extremidades:** si sientes hormigueo o entumecimiento en manos o pies, podría ser un signo de exceso de agua.
- **Calambres o espasmos musculares:** la hiperhidratación puede afectar los niveles de electrolitos y causar calambres musculares; esto no dependerá solo del agua que beba, sino también de los electrolitos que consuma con ella y con los alimentos.
- **Náuseas:** sentir náuseas o malestar estomacal podría indicar que está bebiendo más agua de la necesaria.
- **Dolor de cabeza:** el exceso de agua puede diluir los electrolitos y afectar el equilibrio en el cerebro.
- **Cansancio:** aunque parezca paradójico, la sobrehidratación puede causar fatiga; quien esté deshidratado y beba para ponerse al día, notará un efecto energizante, sin embargo, continuar híper hidratando, puede neutralizar ese efecto.
- **Aumento de peso:** beber demasiada agua puede llevar a retener líquidos y aumentar de peso.
- **Inflamación de manos, pies y labios:** la hiperhidratación puede afectar la distribución de líquidos en el cuerpo.

Entonces, tener presente que la cantidad de agua que se necesita varía según actividad física, clima, electrolitos y otros factores individuales; durante un shock de híper hidratación para controlar una infección, se producirán molestias y puede que algunos de estos síntomas, pero cuanto mejor sea nuestro estado general previo, más rápida será la recuperación. Hay que escuchar al cuerpo, comprender que se trata de equilibrios inestables e ir buscando patrones que nos ayuden a mantener un equilibrio adecuado.

También debemos aprender a comprender las señales de deshidratación que debemos tener en cuenta:

- **Sed excesiva:** la sed es el primer indicador que se necesita más agua. Muchas personas también confunden la sed con hambre; cuando tenga ansiedad por la comida, pruebe con un vaso de agua, con paciencia y observación, iremos comprendiendo mejor las señales del cuerpo.
- **Boca seca:** la sequedad en la boca y la garganta es un signo común de falta de hidratación.
- **Orina de color oscuro:** la orina amarillo oscuro o concentrada sugiere que no está bebiendo suficiente agua.
- **Micción menos frecuente:** si vas al baño menos de lo habitual, podría ser un indicio de deshidratación.
- **Fatiga y debilidad:** la falta de agua puede afectar la energía y la función muscular; esto se agrava si además faltan electrolitos.
- **Piel seca:** la piel deshidratada puede sentirse áspera y perder elasticidad.
- **Mareos o confusión:** la deshidratación afecta la circulación sanguínea y puede causar mareos o dificultad para concentrarse.

La hidratación es un arte que requiere paciencia, observación y más paciencia. Si lo hacemos de este modo, seremos cada día más expertos en este arte, si no tenemos estas condiciones, lamentablemente habrá que acomodarse a los consejos de la medicina social que invitan a tomar ocho vasos de agua o, un poco mejor, nuestro peso dividido diez para calcular los vasos diarios; no estaremos muy sanos, pero tampoco muy enfermos.

¿MUCHA SAL ES MALO?

La sal es clave para una buena hidratación y el cloruro sódico (NaCl) presente en ella tiene dos efectos importantes en nuestro organismo:

- **Promueve la sensación de sed:** el sodio estimula la sed, lo que nos lleva a beber más agua y mantenernos hidratados.
- **Retiene líquidos:** el sodio ayuda a retener más líquido, evitando que se elimine rápidamente por la orina.

Cuando perdemos líquidos por sudoración intensa o después de un entrenamiento prolongado o una competición, tomar alimentos salados o añadir sodio a la bebida puede mejorar la hidratación; el sodio prolonga la sensación de sed y evita la rápida eliminación de líquidos. Algunos atletas de larga distancia incluso utilizan "pastillas de sal" para prevenir deshidrataciones en competiciones.

Durante la actividad física, perdemos sodio y potasio a través del sudor; estos electrolitos son esenciales para el funcionamiento adecuado del cuerpo, especialmente durante el ejercicio intenso.

Para hacernos una idea, en una sesión de ejercicio en la que eliminamos medio litro de sudor, podemos perder entre 400 y 800 miligramos de sodio; y en el caso del potasio, se pierden aproximadamente 160 a 390 miligramos por litro de sudor.

Cuando se padece una infección con fiebre, y esta nos hace sudar mucho, se produce un efecto similar al que ocurre durante una competencia o en un día de mucho calor; esto explica, en parte, la importancia de reponer líquidos y electrolitos para mantener una buena hidratación.

Yendo un poco más allá, cito al **Dr. Joseph Mercola**:

"El agua y la sal trabajan de forma sinérgica. Por su parte, la sal atrae el agua, por lo que tener una cantidad adecuada de sal en la sangre permite mantener un volumen sanguíneo adecuado, lo que mejora la circulación. Cuando no hay suficiente sal (sodio) en la sangre, se reduce el volumen sanguíneo, lo que evita que elimine los desechos."

Y agrega, *"la idea detrás de la recomendación sobre el consumo de sodio es que, consumir mucha sal, incrementa los niveles de sodio en la sangre, lo que aumenta el volumen sanguíneo y, por lo tanto, la presión arterial. Sin embargo, las cosas no funcionan de ese modo, ya que el cuerpo tiene un sistema de adaptación.*

"Entonces, cuando consume muy poca sal, los riñones dejan de eliminar el sodio como respuesta a la disminución del volumen sanguíneo, ya que retener sodio incrementa el volumen sanguíneo. También incrementa la vasoconstricción (estrechamiento de los vasos sanguíneos) para hacer que la presión arterial vuelva a subir.

Aunque, al principio, limitar el consumo de sal podría ayudar a reducir la presión arterial, a largo plazo las consecuencias pueden ser graves, ya que no solo empeora la deshidratación, sino que también puede causar hipertensión, que es lo que se trataba de evitar en primer lugar.

Al obligar a los riñones a retener sodio, en su lugar, comenzarán a eliminar potasio y magnesio, que son los electrolitos intracelulares primarios y que son fundamentales para la hidratación. Pero no solo eso, sino que también son importantes en términos de relajación.

Los niveles bajos de magnesio y potasio incrementan la vasoconstricción y la actividad del sistema nervioso simpático, el cual se encarga de estimular los sistemas involucrados en la respuesta de lucha o huida. En otras palabras, provoca estrés.

Cuando tiene niveles bajos de sodio, también se libera norepinefrina, la cual se relaciona con el estrés. Aquí el problema es que el estrés aumenta la presión arterial. Esto significa que consumir poca sal incrementa el riesgo de deshidratación e hipertensión."

En mi opinión, el principal problema involucrado en la asociación entre el sodio, o la sal, y la hipertensión, se debe a que la gente mayormente consume alimentos refinados e industrializados, ricos en toxinas y vacíos en nutrientes, que crean desequilibrios crecientes y atascan nuestros sistemas de toxinas. También, agregaría que la sal común de mesa no logra reemplazar a la sal marina integral, que, al no estar refinada, aporta pequeñas cantidades de minerales que mejoran su desempeño; las mejores opciones son las variedades de sal celta, del Himalaya, de Los Andes o del Mediterráneo sin procesar.

POTASIO, EL GRAN OLVIDADO DE LA MEDICINA ALOPÁTICA

"Si nota que, al consumir más sal, también incrementa su presión arterial, le recomiendo que aumente su consumo de forma gradual. Por lo general, este efecto es temporal y disminuirá una vez que el cuerpo se adapte. Si no es así, podría significar que también necesita incrementar sus niveles de otros electrolitos (calcio, potasio y magnesio). En este caso, la proporción de sodio y potasio es muy importante.", afirma el **Dr. Joseph Mercola.**

El potasio, es un mineral esencial para el funcionamiento adecuado del organismo; aunque pueden variar según los países, las siguientes son cifras aproximadas a la generalidad:

- Bebés hasta los 6 meses de edad: 400 mg
- Bebés de 7 a 12 meses: 860 mg
- Niños de 1 a 3 años: 2,000 mg
- Niños de 4 a 8 años: 2,300 mg
- Niños de 9 a 13 años: 2,500 mg
- Adolescentes de 14 a 18 años (niños): 3,000 mg
- Adolescentes de 14 a 18 años (niñas): 2,300 mg
- Adultos mayores de 19 años (hombres): 3,400 mg
- Adultos mayores de 19 años (mujeres): 2,600 mg
- Adolescentes embarazadas: 2,600 mg
- Mujeres embarazadas: 2,900 mg
- Adolescentes en periodo de lactancia: 2,500 mg
- Mujeres en periodo de lactancia: 2,800 mg

Podemos obtener potasio de una variedad de alimentos, como frutas (albaricoques secos, ciruelas pasas, pasas, jugo de naranja y bananos), verduras (calabaza de bellota, papas, espinacas, tomates y brócoli), lentejas, frijoles, nueces, pescado y sustitutos de la sal; en general, una dieta saludable rica en vegetales, alimentos frescos e integrales, aporta el potasio necesario.

RECUPERAR EL EQUILIBRIO HÍDRICO

La conclusión de todo esto es que debe consumir suficiente sal y que es mucho mejor beber agua rica en electrolitos que agua simple. Pero ¿cómo consumir suficiente agua y sal sin excederse?

Una de las estrategias más simples y efectivas es guiarse por su sed y antojo. Beba agua cuando tenga sed y consuma sal al gusto. No se obligue a beber cierta cantidad de agua "solo porque así lo recomiendan", dice el **Dr. Joseph Mercola**.

En todo caso, vigile el color de la orina y manténgala de un color amarillo claro y poco concentrada; además, haga un chequeo de sistemas vigilando los signos de deshidratación, hiperhidratación y los niveles de energía. La hidratación óptima es compatible con un registro de bienestar general.

Según **Jay Feldman**:

"Muchas personas cometen el error de creer que solo les da sed cuando ya están deshidratados, pero no es así. Las investigaciones demuestran que nuestra sensibilidad a la sed y a la hidratación es muy precisa.

Entonces, sabemos que nos da sed con anticipación, digamos que, dentro de un rango bastante pequeño, si nos estamos deshidratando un poco o si necesitamos más líquido, lo que tiene mucho sentido.

Pues ese es el objetivo de la sed: decirnos que necesitamos más líquido. No tendría sentido si eso sucediera cuando ya estamos deshidratados. Lo mismo sucede con los animales, que tienen señales de sed muy precisas que les permiten mantenerse bien hidratados.

Lo mismo ocurre con la sal. Las señales que nos dicen cuánta sal necesitamos son bastante precisas, lo que significa que, si se le antoja la sal, podría significar que necesita consumir más".

Aunque comparto esta perspectiva, no me animo a generalizarla, mucha gente está tan intoxicada que el tablero de comando no les funciona bien y la luz amarilla no titila a tiempo; yo estaría atento.

¿Y cuánta sal necesitamos en realidad? Las recomendaciones oficiales sugieren entre 1.500 y 2.000 mg, sin embargo, estos niveles se relacionan con un mayor riesgo de enfermedad cardiovascular y mortalidad por cualquier causa. Una cantidad entre 4.000 y 6.000 mg parece ser más adecuado; esto funcionará bien para la mayoría, si además nuestra alimentación es saludable y basada en alimentos reales.

Cuando se trata de determinar cuál es la mejor bebida, naturalmente el agua no tiene reemplazo, pero si solo recurrimos a ella, nos pueden faltar electrolitos; al menos una parte del líquido total, podemos obtenerlos de las infusiones herbales, los jugos verdes o los caldos claros.

Por supuesto, una alimentación basada en vegetales, especialmente cruda, es altamente hidratada y suma; para más información sobre el tema, recomiendo la lectura de mi libro ALIMENTACIÓN SALUDABLE BASADA EN VEGETALES (Ediciones Lea).

¿QUÉ HACER DURANTE UNA INFECCIÓN?

La hidratación adecuada, lo cual es generalmente un poco más que lo habitual, como ya hemos afirmado, es fundamental durante una infección; a continuación, explico algunas razones:

- **Barrera protectora:** mantenerse hidratado ayuda a que las células de la piel y las membranas mucosas actúen como una barrera protectora para evitar que las bacterias entren al cuerpo; además, la hidratación adecuada disminuye la irritación nasal durante la tos, los estornudos o simplemente al respirar.
- **Funciones celulares:** el agua es esencial para el funcionamiento de todas las células del cuerpo; además, ayuda a mantener la integridad celular, la función metabólica y la eliminación de toxinas.
- **Recuperación y respuesta inmunológica:** la hidratación adecuada es crucial para la recuperación del cuerpo durante

una infección, contribuye a una respuesta inmunológica eficiente y a la eliminación de patógenos.

Y aquí quiero que comprenda que, durante una infección, un shock hídrico es muy importante y para eso debemos beber más de lo que el cuerpo nos demanda habitualmente; aquí no trabajamos en condiciones de normalidad, sino que utilizamos el agua como medicina. O tal vez, podríamos verlo desde otro ángulo, al igual que cambian las condiciones de normalidad cuando hace mucho calor, lo mismo ocurre durante una infección.

Una referencia para saber si nos estamos hidratando bien durante una infección es mantener la orina de un amarillo claro, pero, al menos una al día, debe llegar a ser transparente; ahí sabremos que el cuerpo tiene una oportunidad de limpiar desechos y refrigerar. Luego, observe la reacción del cuerpo y siga el juego.

Como punto de partida, para favorecer el detox y la refrigeración del cuerpo, suelo recomendar *Usha Paana Chikitsa*; se trata de un antiguo concepto de terapia del agua que se originó en la India. El término se traduce del sánscrito como "tratamiento de agua a primera hora de la mañana".

Se afirma que beber una mayor cantidad de agua inmediatamente después de despertarse tiene efectos terapéuticos asombrosos para una variedad de afecciones de salud; a continuación, se describen los pasos básicos de esta terapia:

- Inmediatamente después de despertarse por la mañana, en ayunas, beber 1,5 litros de agua, lo que equivale a 5-6 vasos de agua; personalmente, lo recomiendo con una vuelta de rosca más e invito a trasegar el agua de un vaso a otro para 'pranizarla' o ionizarla.
- Los dos primeros vasos sugiero que sean de agua pura, pero los otros cuatro, perfectamente pueden ser de suero casero,

agua con un chorrito de agua de mar o alguna infusión apropiada; no zumos verdes, estos déjelos para después.

- No comer ni beber nada durante 1 hora antes y después de beber el agua.
- No consumir bebidas alcohólicas la noche anterior; en realidad, mejor no las consuma nunca.

Al comenzar, es posible que para hacerlo más fácil haga una modificación del protocolo, de la siguiente manera y beba 3 o 4 vasos, a continuación, hacer una pausa durante 2 minutos y luego beber los últimos 2 o 3 vasos; si necesita un poco más de flexibilidad, permítasela.

Cuanto mejor calidad del agua se consuma, naturalmente, mejores serán los resultados que va a experimentar con la terapia de agua; luego, el resto del día, procurar beber normalmente siguiendo los signos de la sed y el sentido común.

Durante la infección, podemos hacer *Usha Paana Chikitsa* durante dos o tres días hasta que ceda, incluso el primer o segundo día, podemos repetir temprano por la tarde; luego, en condiciones de normalidad, podemos realizar la práctica una o dos veces a la semana sin inconvenientes.

Aunque el enfoque que brindo a mi trabajo está condicionado por la naturopatía occidental, es muy interesante hacer una lectura muy básica de las indicaciones de la medicina ayurvédica de la India, dado que aquel es un país que convive hace mucho con el dengue y acumula una experiencia de miles de años experimentando con recursos naturales y fisiológicos; por supuesto, este texto no pretende reemplazar a unas indicaciones expertas o completas en la materia, pero nos ayudará a ampliar nuestra mirada y a reforzarla desde los puntos en común en los que enfatizaré.

GESTIÓN DE LA ENFERMEDAD

El *Ministerio Ayush de la India*, recomienda que durante una infección por dengue:

- Consumir alimentos ligeros, nutritivos, calientes y de fácil digestión y descansar y dormir adecuadamente y mantener la higiene personal y ambiental.
- Evitar alimentos y bebidas fríos, esfuerzos extenuantes y condiciones estresantes.

Adicionalmente, como terapia básica de aplicación general recomienda:

- **Shunthi:** este es el nombre asignado al jengibre, el cual se recomienda seco y en infusión dos veces al día; la misma se prepara con dos gramos de polvo de jengibre y 5 gramos (una cucharadita) de polvo de guduchi o giloy o amrita (Tinospora cordifolia) en ½ vaso de agua segura. La dosis para niños entre 6 y 12 años será la mitad y para niños menores de 6 años será una cuarta parte. A la infusión se le puede añadir una cucharadita de miel.

- **Tulsi y cilantro:** también se recomienda consumir una
  infusión de un litro de agua segura con 10 a 15 hojas de Tulsi
  o albahaca sagrada (Ocimum tenuiflorum L.) y 10 a 15
  gramos de Dhania o cilantro en polvo (Coriandrum sativum);
  se consume el litro a intervalos de 3 a 4 horas durante el día.

Aunque esta aclaración vale para todo el contenido, si algún
recurso no está disponible para nosotros, eso no debe detenernos
y siempre puede ser reemplazado por otros descriptos en este
trabajo; lo importante es comprender la lógica: hidratar,
desinflamar, aliviar los síntomas y estimular la inmunidad.

Luego, en el Ayurveda, también recurren a formulaciones
antipiréticas:

Dhamasa, Parpat, Kiratatikta, Musta: este Kwath o mezcla
ayurvédica, es una fórmula muy utilizada; a continuación,
proporciono información sobre estos ingredientes y su aplicación:

- **Dhamasa (Fagonia cretica):** también conocida como
  Dhaneswar o Ustukhuddus en la India, y como manto de la
  Virgen o rosa de la Virgen en español, pertenece a la familia
  de las Zygophyllaceae; es una planta herbácea rastrera con
  flores grandes de color violeta intenso que se encuentra en la
  región mediterránea meridional, incluyendo las islas Canarias,
  y también en países ribereños del Mediterráneo como Egipto,
  Grecia, Italia y otras islas del Mediterráneo, como Creta.
  Tradicionalmente se ha utilizado para tratar diversas
  afecciones, como fiebre, inflamación y problemas
  gastrointestinales; también tiene propiedades antiinflamatorias
  y antioxidantes.
- **Parpat (Fumaria officinalis):** el Parpat es una planta
  herbácea que se utiliza en la medicina ayurvédica para tratar
  trastornos hepáticos, afecciones de la piel y problemas
  digestivos; también tiene propiedades diuréticas y

depurativas. Entre nosotros es muy conocida, sobre todo en Europa, con el nombre de fumaria, palomilla o sangre de Cristo y las indicaciones desde la perspectiva naturopática son similares.

- **Kiratatikta (Swertia chirata):** esta planta amarga se utiliza para tratar fiebre, infecciones, trastornos hepáticos y problemas digestivos; se considera útil para equilibrar los doshas y fortalecer el sistema inmunológico; se trata de una planta típica del Himalaya en India y Nepal y no es muy conocida en Occidente.
- **Musta (Cyperus rotundus):** también conocida como "Nagarmotha", el Musta es una hierba utilizada para tratar trastornos gastrointestinales, fiebre, inflamación y afecciones de la piel. Tiene propiedades antipiréticas y antiinflamatorias. En español se los conoce como cosquillo rojo o pimientillo y ha sido llamado "la peor maleza del mundo" especialmente en cultivos intensivos y, obviamente, en Occidente no hemos aprendido a valorar sus potenciales medicinales.

En el contexto del dengue, este Kwath se utiliza principalmente para tratar la fiebre y ayudar a fortalecer el sistema inmunológico.

En caso de condición hemorrágica, agregue Vasa (Adhatoda vasica), Rakta Chandana o sándalo rojo (Pterocarpus santalinus) y Yashtimadhu o regaliz (Glycyrrhiza glabra).

Hay otros Kwath con indicaciones similares, aunque no nos explayaremos sobre ellos, dado que la medicina ayurvédica no es mi especialidad y solo deseo dejar abierto un campo que expande posibilidades para aquellos que tengan acceso a esta forma de cuidar la salud; para más información, se puede referir al sitio del gobierno de la India encargado de la difusión de la medicina ayurvédica: www.ayush.gov.in.

Hay otras recomendaciones específicas para la deshidratación entre las que destacan el agua de coco o el agua de cardamomo y clavo, entre otras.

Entre las instrucciones generales para la prevención, encontramos una serie de pautas de sentido común y compartidas por otras formas de medicina, incluyendo la naturopática y la alopática:

- Mosquiteros/redes en puertas y ventanas.
- Usar camisas de manga larga, pantalones, zapatos y calcetines para mantener el cuerpo cubierto.
- Utilizar mosquiteros y tules sobre la cama.
- Utilizar repelentes de mosquitos, los cuales también pueden ser formulaciones naturales con aceites esenciales.
- Evitar que se formen encharcamientos de agua.

Desde que me dedico a la medicina natural, más de treinta años, he sido testigo de cómo la corporación médico farmacéutica persigue y sabotea los logros de la medicina naturopática para quedarse con un negocio que no le pertenece en función de resultados legítimos. Sin embargo, en los últimos años, sobre todo, hemos visto como también persigue y sabotea sus propios logros, en especial cuando brinda buenos resultados y a un precio económico; la ivermectina es el mejor ejemplo.

INTRODUCCIÓN A LA IVERMECTINA

La ivermectina, un fármaco con propiedades antiparasitarias, ha sido objeto de interés tanto en el ámbito médico como veterinario. La *Lista Modelo de Medicamentos Esenciales de la OMS* señala aquellos considerados esenciales para satisfacer las necesidades de salud prioritarias de la población en un sistema de salud y la ivermectina se incluye en la lista debido a su eficacia y seguridad en el tratamiento de varias enfermedades parasitarias, como la oncocercosis (ceguera de los ríos) y la filariasis linfática, así como en el tratamiento de ciertas infestaciones parasitarias en animales.

La ivermectina fue descubierta en la década de 1970 por el científico japonés **Satoshi Ōmura** y el estadounidense **William C. Campbell**; su origen se encuentra en el suelo de una granja en Japón, donde se aisló una bacteria productora de compuestos antiparasitarios.

La ivermectina actúa sobre el sistema nervioso de los parásitos, específicamente sobre los canales de cloro, bloqueando la transmisión de señales nerviosas, lo que paraliza y mata a los parásitos; su selectividad hacia los parásitos se debe a diferencias en los canales de cloro entre los organismos.

USOS MÉDICOS

Las indicaciones médicas de la ivermectina parecen ser cada vez más, pero las siguientes son algunas de las más destacadas.

INFECCIONES POR NEMATODOS

Los nematodos, también conocidos como gusanos redondos, son un grupo diverso de organismos vermiformes que pertenecen al género Nematoda; son animales invertebrados que se encuentran en una amplia variedad de hábitats, desde el suelo hasta el agua dulce y salada, así como en plantas, animales y humanos.

Los nematodos varían en tamaño desde microscópicos hasta especies que pueden alcanzar varios metros de longitud; tienen cuerpos alargados y cilíndricos con extremos afilados. Aunque muchos nematodos son de vida libre y se alimentan de bacterias u otros organismos pequeños, algunos son parásitos de plantas, animales e incluso humanos, causando enfermedades graves en muchos casos.

A pesar de su apariencia simple, los nematodos tienen sistemas digestivos completos, sistemas nerviosos y reproductivos desarrollados; también hay que reconocer que son importantes en los ecosistemas, ya que desempeñan roles clave en la descomposición de la materia orgánica y en la regulación de poblaciones de otros organismos.

Este último concepto, nos permite visualizar que los nematodos encuentran un espacio para su desarrollo en el cuerpo humano, cuando las condiciones del terreno orgánico les brinda material para descomponer; es decir, establecemos una relación con la idea popular que vincula estas infecciones con el consumo de azúcar, harinas y otros alimentos procesados. Lo que nos invita a preguntarnos: ¿Son estos parásitos una amenaza para la salud o un recurso previsto por la naturaleza para aquellos escenarios en los cuales nuestros hábitos invitan al desastre? Dejo la respuesta abierta para mantener la reflexión permanente y evitar definiciones reduccionistas.

Algunos ejemplos de nematodos incluyen el gusano redondo (Ascaris lumbricoides), un parásito común en humanos; el nematodo del pino (Bursaphelenchus xylophilus), que causa enfermedades en estos árboles; y el nematodo Caenorhabditis elegans, que se utiliza ampliamente en investigación científica debido a su genoma pequeño y bien caracterizado.

La ivermectina es eficaz contra nematodos intestinales (como la oncocercosis y la filariasis linfática); sin embargo, invito a reflexionar acerca de la necesidad de compatibilizarlo con un estilo de vida saludable para evitar la invitación permanente a estos parásitos.

ECTOPARÁSITOS

Los ectoparásitos son organismos parásitos que viven en la superficie externa de un huésped, en lugar de vivir dentro del cuerpo del huésped, y se alimentan de su sangre, tejidos o fluidos corporales; pueden causar molestias, irritación y en algunos casos transmitir enfermedades.

Algunos ejemplos comunes de ectoparásitos incluyen:

- **Piojos:** parásitos que se adhieren al cabello humano y se alimentan de la sangre del cuero cabelludo.
- **Garrapatas:** parásitos que se adhieren a la piel de los animales y humanos para alimentarse de su sangre; las garrapatas pueden transmitir enfermedades como la enfermedad de Lyme y la fiebre de las Montañas Rocosas.
- **Pulgas:** parásitos que se alimentan de la sangre de los mamíferos y aves. Las pulgas pueden transmitir enfermedades y causar reacciones alérgicas en algunos animales y humanos.
- **Ácaros:** pequeños arácnidos que pueden causar infestaciones en la piel humana y en los animales, causando picazón y molestias; algunos ácaros, como los ácaros del polvo, también pueden desencadenar alergias.

- **Pulgas de la arena:** parásitos que se encuentran en las playas y se alimentan de la sangre de mamíferos, incluidos los humanos.

¿El colchón donde duermes es seguro?

¿Tienes problemas para dormir? ¡Cuidado con los ácaros!

Los ácaros del polvo pueden infestar un colchón. Los ácaros del polvo son diminutos artrópodos que se alimentan de escamas de piel humana y animal, y que prosperan en ambientes cálidos y húmedos; los colchones proporcionan un ambiente ideal para los ácaros del polvo, ya que acumulan calor y humedad del cuerpo humano durante la noche, además de ofrecer un suministro constante de escamas de piel.

La presencia de ácaros del polvo en un colchón puede ser un problema para las personas alérgicas, ya que las proteínas presentes en las heces y cuerpos de los ácaros pueden desencadenar reacciones alérgicas en algunas personas. Para reducir la presencia de ácaros del polvo en un colchón, se recomienda usar fundas o cubiertas de colchón antiácaros, lavar la ropa de cama regularmente con agua caliente y mantener un ambiente fresco y seco en el dormitorio.

También hay algunos acaricidas naturales que pueden ayudar a controlar los ácaros del polvo de forma más suave y respetuosa con el medio ambiente; las opciones incluyen aceite de neem, aceites esenciales de eucalipto, lavanda y menta; estos tienen propiedades repelentes naturales y pueden ayudar a mantener a raya a los ácaros del polvo. Puede mezclar unas 10-15 gotas de aceite esencial en un spray con agua y rociarlo sobre áreas infestadas.

El bicarbonato de sodio es un desodorante natural que también puede ayudar a eliminar los ácaros del polvo; para ello podemos espolvorearlo sobre el colchón y déjalo actuar durante algunas horas antes de aspirarlo.

Por último, el ácido bórico es un mineral natural que se puede usar como insecticida y acaricida; sin embargo, debe usarse con precaución, ya que puede ser tóxico para los humanos y las mascotas si se ingiere en grandes cantidades.

La ivermectina trata infestaciones por piojos, sarna y ácaros en animales y humanos.

Controlar los ectoparásitos es importante para prevenir la transmisión de enfermedades y mantener la salud de los animales y humanos. Esto se puede lograr mediante el uso de productos antiparasitarios, medidas de higiene adecuadas y control ambiental.

ENFERMEDADES TROPICALES DESATENDIDAS

La ivermectina también contribuye al control de enfermedades como la oncocercosis y la elefantiasis.

La **oncocercosis**, también conocida como ceguera de los ríos, es una enfermedad parasitaria causada por el gusano Onchocerca volvulus, que es transmitido por la picadura de moscas negras infectadas; la enfermedad afecta principalmente a personas que viven cerca de ríos en áreas tropicales de África, América Latina y Yemen.

La ivermectina es el tratamiento principal para la oncocercosis y se administra en dosis anuales o semestrales, dependiendo de la intensidad de la transmisión de la enfermedad en la comunidad; al consumirla, mata las larvas del parásito y reduce la carga parasitaria en el cuerpo, lo que ayuda a prevenir la progresión de la enfermedad y sus complicaciones, como la ceguera.

La **elefantiasis**, también conocida como filariasis linfática, es una enfermedad parasitaria causada por gusanos filariales del género Wuchereria bancrofti, Brugia malayi y Brugia timori, que son transmitidos por mosquitos infectados; causa hinchazón y engrosamiento de los tejidos, especialmente en las extremidades, los genitales y la mama.

La ivermectina se utiliza en combinación con otros medicamentos, como el albendazol o el dietilcarbamazina, para el tratamiento de la filariasis linfática; la combinación de medicamentos ayuda a matar los gusanos adultos y las larvas, reduciendo así la carga parasitaria en el cuerpo y mejorando los síntomas de la enfermedad.

La ivermectina se utiliza para tratar parásitos internos y externos en animales como bovinos, ovinos y equinos.

Los perros y gatos también se benefician de su acción antiparasitaria.

La ivermectina es un fármaco versátil con aplicaciones tanto en la salud humana como animal; a continuación, profundizaremos en cada uno de estos aspectos y exploraremos su papel en la lucha contra enfermedades infecciosas.

FARMACOLOGÍA Y FARMACOCINÉTICA DE LA IVERMECTINA

La ivermectina se administra principalmente por vía oral, se absorbe rápidamente en el tracto gastrointestinal y alcanza concentraciones plasmáticas máximas en aproximadamente 4 horas; la ingesta con alimentos puede afectar su absorción, por lo que se recomienda tomarla en ayunas.

Una vez absorbida, la ivermectina se une extensamente a proteínas plasmáticas y se distribuye ampliamente en tejidos, incluyendo el hígado, pulmones y piel; su capacidad para atravesar la barrera hematoencefálica, es decir, llegar al tejido cerebral, es limitada.

La ivermectina se metaboliza principalmente en el hígado por enzimas del citocromo P450, formándose metabolitos inactivos; su vida media hasta la eliminación es de aproximadamente 18 horas.

La excreción de la ivermectina ocurre principalmente con las heces (aproximadamente el 80%) y el resto por la orina.

La ivermectina puede interactuar con fármacos que también se metabolizan por el sistema del citocromo P450, una enorme y diversa superfamilia de hemoproteínas que se encuentran en diversas bacterias y que desempeñan un papel crucial en el metabolismo y descomposición de una amplia variedad de compuestos, incluyendo hormonas, grasas, ácidos y medicamentos.

IVERMECTINA CONTRA EL COVID-19

La ivermectina cobra protagonismo central por su controvertido uso en pacientes con COVID-19, cuando el gran poder de la propia industria médico-farmacéutica, intentó desacreditar este fármaco relativamente seguro y económico que amenaza grandes negociados del sector.

Su uso ha sido objeto de intensa investigación en relación con su posible utilidad en pacientes infectados con SARS-CoV-2, el virus responsable de la enfermedad COVID-19; a continuación, exploraremos los hallazgos, resultados y debates en torno a esta controvertida terapia.

INVESTIGACIONES EN PACIENTES INFECTADOS CON SARS-COV-2

Desde el inicio de la pandemia, se han realizado numerosos estudios para evaluar la eficacia de la ivermectina como tratamiento para el COVID-19 y varios de ellos sugirieron que la ivermectina podría reducir la carga viral en pacientes infectados; esto refiere a la cantidad de partículas víricas presentes en un tejido del cuerpo, lo cual tiene implicaciones tanto en la gravedad de la enfermedad, en su transmisibilidad y en la capacidad de nuestra inmunidad para controlar la infección.

Sin embargo, la calidad metodológica de muchos de estos estudios ha sido cuestionada, y se necesitan ensayos clínicos rigurosos para confirmar cualquier beneficio; es lógico que esto ocurra de esta manera porque la pandemia nos tomó a todos por sorpresa. O, si me permiten un poco de 'conspiranoia', a casi todos.

Lo mismo puede decirse de la gran improvisación con las políticas de vacunación, que por el contrario fueron acogidas con gran entusiasmo; esta es la gran diferencia entre un fármaco que auspicia un gran negocio y otro que resuelve los problemas de forma económica poniendo en riesgo un gran negocio. Y con un gran margen de seguridad a favor de la ivermectina, también hay que decirlo.

Los resultados han sido mixtos. Mientras que algunos ensayos clínicos no han encontrado beneficios significativos en la mortalidad o la duración de la hospitalización, otros han informado una posible reducción en la gravedad de los síntomas y la duración de la enfermedad; aun aceptando esta lectura, la ivermectina ya ofrece una diferencia esperanzadora, en especial para quienes desconocían otras opciones potentes de la medicina natural y no querían tomar el riesgo de las vacunas. Qué, a la postre, resultaron un desastre.

La *Organización Mundial de la Salud* (OMS) y la *Administración de Alimentos y Medicamentos* de los Estados Unidos (FDA), han emitido declaraciones afirmando que no hay suficiente evidencia para recomendar el uso generalizado de este fármaco largamente conocido por su seguridad, mientras avalaban vacunas en un experimento incierto y destruían su credibilidad.

En su momento, se generaron debates acalorados entre la comunidad científica, los médicos y los defensores de su uso; algunos argumentos, en extremo ridículos tratándose de uno de los fármacos esenciales de la OMS, es que se trataba de una droga de uso veterinario.

Algunos argumentaron que, dada su seguridad y bajo costo, debería considerarse como una opción de tratamiento; en especial en un tiempo de supuesta incertidumbre en la que uno debe ser audaz sin enloquecer, tal como ocurrió con las políticas de salud global. Postura que comparto absolutamente, aunque mi opción primaria siempre será la medicina natural en este caso.

Otros advirtieron sobre la falta de pruebas sólidas y la posibilidad de efectos adversos, como si un gran número de fármacos de amplio uso no padecieran la misma debilidad. ¡La falta de ecuanimidad para evaluar soluciones médicas, es un abismo proporcional al dinero que generan!

IVERMECTINA CONTRA EL DENGUE

Al igual que contra el COVID-19, los enfoques naturales siguen siendo mi primera opción, salvo que la enfermedad se agrave con un shock agudo o un síndrome hemorrágico, cuando la hospitalización puede ser impostergable para reponer líquidos de forma intravenosa o transfusiones de sangre.

Una de las objeciones es que el dengue es una enfermedad viral, y la ivermectina no tiene acción frente a los virus; no es así, pero aceptemos esto de forma provisoria. Aun en ausencia de tratamientos curativos para esta enfermedad, muchas personas también están infectadas de parásitos que, aunque no se expresen como una enfermedad, agotan los recursos inmunitarios y debilitan las defensas para hacerle frente a cualquier escenario. Esto no es considerado por la alopatía y hasta puede ser respondido de forma burlona.

Otro efecto notable de la ivermectina es su efecto inmunomodulador, lo cual puede explicar su utilidad en el dengue, en el COVID-19 y en otras infecciones.

Uno de los desafíos del dengue es la inmunoamplificación, donde la respuesta inmunológica puede empeorar la enfermedad y la ivermectina puede ayudar a modular esta respuesta inmune, reduciendo la inflamación y la gravedad de los síntomas.

Además, si optamos por la ivermectina, siempre podemos contar con una gama de recursos naturales sinérgicos que facilitan las cosas; no se trata de 'cura o no cura', sino más bien de auspicios o contradicciones a la salud, y nuestra tarea es sumar auspicios de forma inteligente. Tenemos que meternos en la cabeza que el dengue, como la mayoría de las infecciones, tienen un ciclo autolimitante, es decir, se curan solas; nuestro trabajo es prevenir y mejorar las condiciones del cuerpo para que lo haga más rápido y mejor.

Además, la ivermectina sí ha demostrado su utilidad para reducir la carga viral de forma dosis dependiente, es decir, los efectos de un medicamento que cambian en función de la cantidad o dosis administrada; en este caso, su efecto antiviral y su capacidad para modular la respuesta inmunológica pueden variar según la dosis administrada.

Además, la ivermectina tiene un efecto antiviral frente a otros virus de ARN monocatenario, como el del dengue o la fiebre amarilla; en estudios in vitro, se ha observado que la ivermectina puede inhibir la replicación viral de estos patógenos.

También se ha observado que los sujetos que reciben dosis profilácticas de ivermectina no suelen contraer dengue, incluso cuando sean inoculados a través de la picadura de mosquitos Aedes; como si esto fuera poco, los mosquitos que pican a personas tratadas con ivermectina mueren a un ritmo 6 veces mayor que su ciclo de vida normal.

Su acción viricida puede deberse a su capacidad de inhibir la entrada de proteínas virales importantes al núcleo de las células huésped. ¡Fabuloso! Hay que ser médico para comprender la reticencia a generalizar el uso de ivermectina en lugar de otras opciones; como naturópata debo estar inhabilitado en ciertas lógicas, pues no entiendo como desprecian algo que a mí me parece genial.

A modo de orientación, en los casos de dengue, suele utilizarse a razón de 0,4 mg/kg por kilo de peso en una toma diaria durante 5 días en los casos suaves y de 0,6 mg/kg de peso durante siete días en los casos graves; por supuesto, se trata de un fármaco y, a diferencia de otros recursos aquí abordados que se pueden autogestionar, en este caso la intervención médica es precisa.

La respuesta resolutiva en los escenarios inflamatorios es un proceso activo y esencial para mantener la homeostasis de los tejidos; veamos los detalles de esta importante distinción:

Inflamación aguda y signos clínicos: la inflamación aguda es una respuesta natural y protectora del organismo para liberarse de la causa inicial de la lesión celular y sus consecuencias.

Los cinco signos cardinales de la inflamación son: rubor, tumor, calor, dolor e impotencia funcional.

Después de una lesión celular, se desencadena una cascada compleja de interacciones bioquímicas y celulares; esto provoca cambios en la microvasculatura y un aumento de leucocitos en la zona de la lesión, dando lugar a los signos de la respuesta inflamatoria aguda.

Respuesta resolutiva: la fase resolutiva, a continuación de la inflamación aguda, cuando ya cumplió su cometido, es crucial para restaurar la homeostasis y limitar la inflamación.

Durante esta fase, mecanismos específicos actúan para reducir la infiltración de leucocitos en el sitio afectado, recolectar los restos celulares y microorganismos mediante los macrófagos y ejercer actividad antimicrobiana en las células epiteliales de la mucosa.

Equilibrio molecular: es un estado delicado entre moléculas proinflamatorias y limitadoras que regulan el final de la inflamación.

Si este proceso no está bien regulado, la inflamación puede persistir y dar lugar a una inflamación crónica, relacionada con diversas enfermedades; precisamente, esto último es lo que suele ocurrir cuando las personas consumen alimentos ultraprocesados, tienen carencias nutricionales y abordan la inflamación con fármacos químicos que rompen los equilibrios delicados de estos procesos a largo plazo.

La respuesta resolutiva es fundamental para controlar la inflamación y mantener la salud de los tejidos; si esto no funciona, nuestro organismo no termina de liberarse de los procesos inflamatorios de una infección y sus consecuencias están relacionadas con mayor morbilidad y mortalidad en el corto plazo o con diferentes formas de malestar y predisposición a otras enfermedades en el medio y largo plazo.

El **Dr. Barry Sears** es conocido por su enfoque en la respuesta resolutiva en el contexto de la salud y la nutrición; compartimos algunos detalles sobre su perspectiva:

1. **Dieta de la Zona:** el Dr. Sears es el creador de la dieta de la Zona, que se basa en una proporción específica de macronutrientes: 40% de carbohidratos, 30% de proteínas y 30% de grasas; la dieta de la Zona se centra en mantener un equilibrio hormonal óptimo y reducir la inflamación en el cuerpo y, en mi opinión, es perfectamente sostenible como estilo de vida, a diferencia de otros enfoques, como la dieta cetogénica, que funciona muy bien para restablecer equilibrios pero como estilo de vida a largo plazo puede no ser tan apropiada.

2. **Respuesta resolutiva:** el Dr. Sears enfatiza la importancia de la respuesta resolutiva en los procesos inflamatorios; la inflamación crónica es un factor subyacente en muchas enfermedades, y la respuesta resolutiva es fundamental para mantener la salud y prevenir afecciones crónicas. En este sentido, además de los alimentos bien proporcionados, enfatiza en el consumo de aceites Omega 3 y picnogenoles para que esta fase se produzca con eficiencia y la inflamación se resuelva después de una infección, una crisis autoinmune o un trauma.

3. Alimentación saludable: el Dr. Barry Sears cree que los alimentos son más poderosos que los medicamentos y pueden afectar la expresión génica. ¡Y no puedo estar más de acuerdo! Aboga por una alimentación saludable desde la infancia hasta la vejez para lograr una vida más larga y mejor.

La intención de este apartado es brindar una serie de recetas de elaboración sencilla que facilitan una alimentación saludable y que ayuden a controlar los procesos inflamatorios.

Es de gran importancia que la alimentación sea frugal y evitando forzar al paciente a comer si no lo desea; tres o cuatro comidas frugales en el día es razonable para mantener el equilibrio nutritivo.

DESAYUNOS Y MERIENDAS

PORRIDGE DE QUINOA

Una receta sencilla y deliciosa para preparar un desayuno saludable es el porridge de quinoa.

Ingredientes:

- 3 cucharadas de quinoa cocida
- 1 taza de leche de almendras

Preparación:

Procesar una cucharada bien cargada de almendras con un vaso de agua; si la desea dulce, utilice una infusión de estevia en lugar de agua.

En un jarro, calentar a fuego suave la leche o bebida vegetal junto con la quinoa; ir removiendo para evitar que se pegue.

Una vez que alcance la temperatura deseada, el porridge de quinoa estará listo; puede agregarle frutos secos y frutas (especialmente arándanos o frutillas de bajo contenido glucémico).

Este es un plato en el que se enfatiza un consumo equilibrado de grasas sanas y carbohidratos integrales sin excedernos en los mismos; por ejemplo, si en lugar de leche de almendras hubiera utilizado avena, sumada a la quinoa, habríamos tenido una bebida de carbohidratos, la cual es saludable en este caso, pero en determinados escenarios, puede implicar mayor presión inflamatoria y es mejor dejarla para consumirla moderadamente cuando estamos saludables o antes o después de la actividad deportiva. Tampoco tiene gluten, el cual, a veces procuramos evitar y otras mantener en niveles controlados. Estos son criterios a tener en cuenta en las dietas inflamatorias: mantener moderados los consumos de grasas y carbohidratos, y, al menos, reducir los niveles de gluten a cantidades mínimas para evitar las exposiciones habituales.

MINI FRITATAS DE CLARAS CON VERDURAS

Ingredientes:

- Huevos de pastoreo
- Espinaca
- Champiñones
- Pimientos morrones

Preparación:

Batir huevos con espinacas, pimientos y champiñones picados.

Verter la mezcla en moldes para muffins y hornear hasta que estén firmes.

Una porción debe contener dos huevos, ya que, salvo contraindicación o veganos, se trata de un alimento que es saludable con moderación; los vegetales los puedes proporcionar a gusto.

Observemos que he elegido un alimento rico en grasas y proteínas saludables y vegetales que aportan carbohidratos de baja densidad (básicamente evitando las papas, calabazas, zanahorias y remolachas cocidas) y mucha fibra que modularán la absorción de nutrientes. Por favor, para comprender esta ecuación antiinflamatoria, no se centre tanto en los alimentos sino en la ecuación final entre carbohidratos, proteínas y grasas que busca ser equilibrada, alejándose de las dietas típicas muy altas en carbohidratos y sin elevar demasiado las grasas.

TORTITAS FIT DE COLIFLOR

Ingredientes:

- Coliflor
- Huevo
- Acelga
- Especias

Preparación:

Rallar coliflor y mezclarlo con huevo, acelga y especias.

Cocinar las tortitas en una sartén.

SMOOTHIE VERDE CON KIWI, RÚCULA Y AVENA

Ingredientes:

- Leche de almendras o cualquier otra leche vegetal preferida.
- Kiwi
- Rúcula y/o espinacas

Preparación:

Licuar kiwi, rúcula, espinacas y leche de almendras.

Servir en un bol; si se desea, agregar frutos secos y/o frutos rojos.

En general, cuando se trata de leches o bebidas vegetales, prefiero sugerir que se elaboren con frutos secos ricos en ácidos grasos Omega 9 u Omega 3 como almendras, nueces o avellanas. También puede ser con sésamo, anacardos o girasol, pero son ricos en Omega 6 y, en general, nuestra alimentación promedio los contiene en exceso y es mejor mantenerlos bajo control para que no se vuelvan inflamatorios; es decir, están bien, pero en cantidades menores. Mi tercera opción, son las leches de cereales como quinoa, arroz o avena, que, al igual que los anteriores, son saludables con moderación, ya que en exceso estimulan demasiado la insulina que también es inflamatoria.

TORTITA FITNESS DE ZANAHORIA CON PALTA

Ingredientes:

- Harina de garbanzos
- Zanahoria rallada
- Huevo
- Especias

Preparación:

Mezclar la harina de garbanzos, la zanahoria rallada, el huevo y las especias.

Hornear la masa en forma de tortita.

Servir con plata y tomate.

Las recetas en las que no indico cantidades, es porque permiten jugar con los ingredientes en función del gusto personal; mi propósito no es brindar un recetario gourmet, sino opciones muy sencillas. ¡No sabría hacerlo de otra manera! En mi alimentación soy simple como estas recetas. O más.

GALLETAS DE AVENA Y ZANAHORIA

Ingredientes:

- Quinoa cocida
- Calabaza rallada
- Huevo
- Canela
- Hojas de estevia en polvo

Preparación:

Combinar la quinoa, la calabaza rallada, el huevo, la canela y las hojas de estevia en polvo.

Formar galletas y hornear hasta que estén doradas.

Las hojas de estevia se pueden moler en una licuadora o un molinillo; empezar usando cantidades pequeñas hasta familiarizarse con el dulzor de nuestro agrado.

PASTEL SALUDABLE DE LENTEJAS, ZANAHORIA Y FRUTOS SECOS

Ingredientes:

- Lentejas procesadas o hechas puré
- Zanahoria rallada
- Nueces picadas
- Canela en polvo
- Hojas de estevia en polvo

Preparación:

Mezclar lentejas, zanahoria rallada, nueces, canela y hojas de estevia.

Hornear la mezcla en un molde hasta que esté cocida.

CAFÉ KETO

Existen varias versiones de café keto que son ideales para quienes siguen la dieta cetogénica; más allá de elegir o no esta variante de alimentación, estas bebidas están diseñadas para proporcionar energía, mantener la sensación de saciedad y comenzar el día con ellas para prolongar algunos de los beneficios del ayuno. También puede recurrirse al café keto en cualquier momento del día para brindar sensación de satisfacción sin saciedad.

Ingredientes:

- 1 cucharada de aceite de coco virgen extra
- 1 pocillo de café.

Preparación:

Simplemente se licua el café con el aceite de coco durante veinte segundos; si se desea dulce, se puede preparar el café sobre la base de una infusión de estevia.

Algunas personas lo preparan con ghuee y/o le agregan esencia natural de vainilla o colágeno en polvo; también puede prepararse con té verde, matcha, café de achicoria, algarroba o malta torrada. ¡A mí me gusta mucho con leche de almendras!

Esta bebida es rica en grasas saludables y ayudan controlar la ansiedad. ¡Además de ser una delicia!

Estas opciones para desayunar son ricas en nutrientes, llenas de sabor y ayudan a comenzar el día con energía y salud.

COMIDAS PRINCIPALES

Las siguientes recetas están diseñadas como opciones para comidas principales sencillas y saludables; es importante acompañarlas con una ensalada de vegetales crudos bien abundante y satisfactoria, que sea la fracción más importante de esta comida ¡Por favor, usar buenos aceites de primera prensada en frío o calidad virgen extra!

Quienes tengan problemas con el consumo de vegetales crudos, pueden optar por jugos verdes elaborados con ellos, pero es deseable incorporar vegetales para masticar, aunque sea en porciones menores.

SOPA DE VERDURAS CASERA

Compartimos una receta básica para hacer una deliciosa sopa de verduras casera; por supuesto, puede ajustar los ingredientes según gustos y lo que tenga disponible.

Ingredientes:

- 1 litro de agua
- 1 cucharada de aceite de oliva virgen extra
- 1 cebolla grande, picada
- 2 dientes de ajo, picados
- 2 tallos de apio, cortados en trozos
- 1 pimiento rojo, cortado en trozos
- 1 calabacín, cortado en trozos
- Sal y pimienta al gusto
- Hierbas frescas o secas, como tomillo, romero o perejil al gusto

Instrucciones:

En una olla grande, calentar el aceite de oliva a fuego medio. Agregar la cebolla y el ajo, y cocinar hasta que estén tiernos, aproximadamente 5 minutos.

Agregar el apio, el pimiento rojo y el calabacín; cocinar por unos minutos más, revolviendo ocasionalmente.

Verter el agua sobre las verduras y llevar la sopa a ebullición, luego reducir el fuego y deja cocinar a fuego lento durante unos 20-25 minutos, o hasta que las verduras estén tiernas.

Probar la sopa y condimentar con sal, pimienta al gusto y hierbas frescas o secas para darle más sabor y valor nutricional. La levadura dietética y la espirulina son dos muy buenas opciones para mejorar el paladar y aportarle nutrientes.

Servir caliente.

TAZÓN DE QUINOA CON VEGETALES ASADOS

Ingredientes:

- 1 tazón de quinoa cocida
- Pimientos, cebolla, ajo, berenjenas y champiñones

Preparación:

Combinar la quinoa cocida con los vegetales asados; agregar un poco de aceite de oliva, hierbas frescas, sal marina y levadura dietética para dar sabor.

ENSALADA DE VERDURAS VARIADAS

Ingredientes:

- Kale, espinacas, zanahoria, remolacha, tomate
- Lentejas u otra legumbre preferida
- Semillas de lino, chía o cáñamo
- Leche de almendras o bebida vegetal preferida
- Aceite de oliva virgen extra, sal y pimienta.

Preparación:

Mezclar los vegetales y la legumbre elegidos, añadir semillas, agregar la bebida vegetal y condimentar a gusto.

TORTILLA DE ESPINACAS CON HUMMUS Y VERDURAS

Ingredientes:

- 4 huevos de pastoreo
- 2 tazas de espinacas frescas, lavadas y picadas
- 1 cebolla mediana, cortada en rodajas finas
- 2 cucharadas de aceite de oliva virgen extra
- Sal y especias al gusto
- Hummus y vegetales para coronar

Preparación:

Calentar una sartén grande a fuego medio y añadir una cucharada de aceite de oliva virgen extra.

Añadir la cebolla y cocinar hasta que esté dorada y caramelizada, unos 10-15 minutos.

Añadir las espinacas a la sartén y cocinar hasta que se marchiten, unos 2-3 minutos; retirar la cebolla y las espinacas de la sartén y reservar.

En un tazón grande, batir los huevos y sazonar con sal y pimienta al gusto; añadir la cebolla y las espinacas a los huevos batidos y mezclar bien.

En la misma sartén, añadir la cucharada restante de aceite de oliva virgen extra y calentar a fuego medio.

Verter la mezcla de huevos, cebolla y espinacas en la sartén caliente y cocinar durante unos 5-7 minutos o hasta que los bordes estén dorados y la parte superior esté casi cocida.

Con la ayuda de un plato grande, dar vuelta la tortilla y cocinar por el otro lado durante otros 3-4 minutos, o hasta que esté completamente cocida.

Retirar la tortilla de la sartén, untar hummus sobre la tortilla y agregar rodajas de aguacate, zanahoria rallada y calabacín en rodajas finas.

STIR-FRY DE VEGETALES

Ingredientes:

- Vegetales a elección
- Aceite de coco
- Salsa de soja

Preparación:

Saltear vegetales como brócoli, pimientos, champiñones y zucchinis en aceite de coco.

Añadir un poco de salsa de soja y jengibre fresco rallado para dar sabor.

ARROZ INTEGRAL Y VEGETALES

Ingredientes:

- 1 taza de arroz integral
- 2 tazas de agua
- 2 cucharadas de aceite de coco virgen extra
- 1 cebolla pequeña, picada
- 2 dientes de ajo, picados
- 1 calabacín mediano, cortado en cubitos
- 1 pimiento rojo, cortado en cubitos
- Sal y especias al gusto

- Cilantro fresco picado para decorar

Preparación:

Mientras se cocina el arroz de la forma habitual, en una sartén grande, calentar una cucharada de aceite de coco a fuego bajo y agregar la cebolla y el ajo picados y cocinar hasta que estén dorados y fragantes, unos 3-4 minutos.

Agregar el calabacín y el pimiento rojo; cocinar, revolviendo ocasionalmente, durante unos 5-7 minutos, o hasta que las verduras estén tiernas y aún crujientes.

Agregar el arroz cocido a las verduras en la sartén y mezcla bien; añadir otra cucharada de aceite de coco y mezclar para que se incorpore.

Sazonar con sal y agregar especias al gusto.

Servir caliente, espolvorear con cilantro fresco picado si se desea. ¡Disfrute de su arroz integral con verduras y aceite de coco!

POSTRES Y MERIENDAS

Generalmente, en una alimentación saludable y antiinflamatoria, prefiero evitar los postres luego de una comida principal y más bien sugiero consumirlos como un plato único para darse un gusto, como desayuno o como merienda; el objetivo es mantener la frugalidad, pero, por ejemplo, si almuerzas una ensalada de vegetales crudos y no la acompañas con ningún otro plato, perfectamente se puede sumar un postre.

¡Mantener la frugalidad! El secreto es comer para vivir y no vivir para comer.

PUDIN DE CHÍA

Ingredientes:

- ¼ taza de semillas de chía
- 1 taza de leche de almendras elaborada sobre la base de una infusión de estevia (o cualquier otra leche vegetal)
- 1 cucharadita de esencia natural de vainilla
- Frutas frescas, nueces o semillas

Instrucciones:

En un tazón, mezclar todos los ingredientes y revolver bien la mezcla para asegurarse de que las semillas de chía estén completamente cubiertas.

Refrigerar durante al menos 2 horas para que las semillas de chía se hinchen y adquieran una textura similar a la de un pudín.

Antes de servir, revolver la mezcla para asegurarse que esté bien homogeneizada y suave.

También se puede coronar con frutas frescas, nueces o semillas para hacerlo más atractivo al paladar.

Otra opción es licuar todos los ingredientes y nos quedará un postre similar al flan.

MOUSE DE CHOCOLATE

Ingredientes:

- 25 gramos de pasta de cacao
- 1 cucharada de cacao amargo
- 1 banana

Preparación:

Licuar todos los ingredientes con una taza de agua caliente y refrigerar al menos tres horas para que adquiera consistencia de mouse.

Opcionalmente, se puede coronar con nueces, almendras o anacardos picados.

¡Nunca visto un postre tan delicioso y saludable!

Quiero detenerme brevemente en este punto porqué en las redes sociales he visto mucha tela sobre este asunto y vale la pena dedicarle un pequeño espacio.

¡NO! El dengue no es una enfermedad provocada por la contaminación electromagnética, sino que se conoce desde hace milenios, incluso está tipificado en la medicina Siddha, la tradición médica más antigua; también hay registros, por supuesto, en el Ayurveda y en la Medicina Tradicional China que data de varios cientos de años A.C.

El médico cubano **Carlos Juan Finlay** descubrió que el mosquito Aedes aegypti era el transmisor del dengue, presentando sus investigaciones en la *Conferencia Internacional de Sanidad* en 1881 en Washington; fue la primera vez que se consideró a un mosquito como vector biológico para enfermedades. ¿Crees que realmente había antenas 5G en ese entonces?

Por supuesto, el daño que hoy nos produce la contaminación electromagnética, incluyendo el 5G, agota las defensas inmunológicas y genera oportunidades para todo tipo de infecciones como el dengue; también lo hacen las vacunas, la mayoría de los fármacos administrados a tontas y a locas, la basura ultraprocesada que comemos, el sedentarismo, la falta de sol...

La nuestra es una sociedad basada en un consumismo que desprecia los equilibrios de la naturaleza, y como tal, nos desprecia como seres que forman parte de ella. ¡Y muchas veces este comportamiento es nuestra elección personal!

La contaminación electromagnética puede ser la gota que colma el vaso, el último eslabón de una cadena con la que nos autodestruimos; ahora, tomar una, dos o tres escenas y hacerse la película completa, es un verdadero delirio caracterizado por un nivel de conspiranoia que amerita una revisión de la salud mental. ¡Qué Dios los libre del psiquiatra!

A mí me causan risa, sin embargo, estos delirantes, cuando tienen un problema de salud real, son los que salen a decir "me equivoqué", "me tendría que haber vacunado", "realmente el dengue o el Covid son enfermedades terribles", "no hagan caso a los charlatanes y escuchen solamente a las autoridades sanitarias"... ¡Lo he visto tantas veces!

Y así tiran a la basura el trabajo de resistencia seria al sistema sanitario y a la mafia farmacéutica que venimos haciendo muchas personas hace décadas; con su superficialidad y falta de rigor, les dan la mejor oportunidad a los ensobrados y corrompidos para ponernos a todos en la misma bolsa y volver para atrás en un trabajo de cultivo de una consciencia de salud que da mucho trabajo en un contexto donde el dinero y el poder está del otro lado.

¡Por supuesto que la contaminación electromagnética es un tema muy serio y debe ser abordado! Pero esto es lo mismo si tiene dengue, cáncer o lupus; cualquier enfermedad va a encontrar un terreno más favorable en un escenario de alta contaminación electromagnética, muy comunes en la actualidad. De ahí a sostener que la misma causa COVID-19, dengue o lo que sea hay un trecho, no sé cuál es la distancia exacta, pero hay un trecho.

La búsqueda de datos objetivos es muy importante para hacer un diagnóstico de la situación y, cuando no podemos acceder a ellos, como habitualmente ocurre por nuestros vacíos de conocimiento, nos hacemos un flaco favor llenando los huecos de la incertidumbre con especulaciones y supersticiones.

¿QUÉ ES LA CONTAMINACIÓN ELECTROMAGNÉTICA?

Si no está familiarizado con este concepto, la contaminación electromagnética se refiere a la presencia excesiva de radiación del espectro electromagnético en el ambiente; esta contaminación surge cuando cualquier organismo vivo está en contacto, ya sea directo o indirecto, con fuentes de radiación capaces de generar campos electromagnéticos.

Aunque no existe un consenso absoluto en este punto, los campos electromagnéticos afectan el bienestar y la reproducción de los seres vivos; se puede debatir cuanto afectan, pero de ninguna manera es aceptable su negación. En mi opinión, es algo que me tomo muy en serio y realmente vale la pena tomar medidas para minimizarla.

Las fuentes de contaminación provienen principalmente de la actividad humana y están relacionadas con el avance tecnológico:

- Antenas de telefonía
- Conexiones Wifi
- Líneas de alta tensión
- Subestaciones eléctricas
- Radares
- Conexiones Bluetooth

Los efectos del electrosmog pueden incluir:

- Alteraciones en el bienestar
- Impacto en la reproducción
- Desequilibrios en los seres vivos
- Inflamación crónica
- Estrés oxidativo

Algunas medidas efectivas que se puede tomar para reducir la exposición a campos electromagnéticos en el hogar son:

- Apagar los dispositivos electrónicos cuando no se usen; incluso en modo de espera, algunos dispositivos emiten radiación electromagnética.
- Utilizar conexiones por cable en lugar de Wi-Fi.
- Colocar el celular en modo avión cuando sea posible; esto disminuye la exposición a las ondas electromagnéticas.
- Reemplazar las bombillas fluorescentes compactas y optar por bombillas incandescentes o LED, que generan menos radiación electromagnética.
- Ubicar los electrodomésticos contra paredes que den al exterior, pues esto reduce la cantidad de radiación que se emite desde las paredes y techos hacia el interior del hogar.

EL ALIVIO DEL GROUNDING

Para reducir el impacto de la contaminación electromagnética en nuestro organismo, el grounding es una técnica muy sencilla, especialmente indicada para quienes atraviesan momentos de estrés o ansiedad y que funciona, literalmente, como un cable a tierra de nuestro organismo; de hecho, la palabra "grounding" en castellano significa *"conectarse a la tierra"*.

El grounding se relaciona con hacer contacto con la tierra poniendo los pies descalzos en ella, lo cual implica varios beneficios.

EFECTO DE LOS ELECTRONES

Cuando estamos conectados directamente a la tierra, nuestro cuerpo absorbe electrones negativos; estos electrones pueden tener efectos antioxidantes, ayudando a neutralizar los radicales libres en nuestro cuerpo.

Además, los electrones de la tierra pueden prevenir y aliviar la inflamación; la presencia de electrones adicionales influye en la comunicación intercelular y en la liberación de moléculas señalizadoras, modulando la respuesta inflamatoria del cuerpo.

REGULACIÓN HORMONAL Y DEL ESTRÉS

El grounding estabiliza nuestra fisiología y esto puede resultar en:

- Reducción de la inflamación.
- Alivio del dolor.
- Mejora del sueño.
- Mejora del flujo sanguíneo.
- Reducción del estrés.

Estos beneficios pueden implicar que nuestro cuerpo sea más resistente a todo tipo de enfermedades y se recupere mejor de ellas, incluyendo el dengue.

En deportistas, el grounding puede reducir el daño muscular y acelerar la recuperación.

También regula el sistema nervioso autónomo, mejorando la variabilidad de la frecuencia cardíaca.

Además, se ha observado que mejora el estado de ánimo, lo cual es incluso beneficioso en el tratamiento de la depresión y enfermedades psiquiátricas, asociadas a procesos inflamatorios del cerebro y el sistema nervioso.

Pasar al menos 15 minutos diarios con los pies descalzos y en contacto directo con la tierra o el césped, realmente hace una gran diferencia a favor de la salud, mucho más cuando padecemos alguna enfermedad.

BIBLIOGRAFÍA

¿Cómo afecta el virus del dengue al organismo? (2023) National Geographic.
https://www.nationalgeographicla.com/ciencia/2023/05/como-afecta-el-virus-del-dengue-al-organismo

¿Qué es el dengue? Argentina.gob.ar.
https://www.argentina.gob.ar/salud/mosquitos/queesdengue

¿Qué es el dengue? Mediline Plus en español.
https://medlineplus.gov/spanish/dengue.html

¿Qué es el dengue y cómo se trata? (2017) OMS.
https://www.who.int/es/news-room/questions-and-answers/item/what-is-dengue-and-how-is-it-treated

6 beneficios de las hojas de mango que posiblemente no conocías. (2020) El universo.
https://www.eluniverso.com/larevista/2020/08/22/nota/7949704/6-beneficios-hojas-mango-que-posiblemente-no-conocias/

Actualización epidemiológica anual para dengue, chikunguña y zika en 2020. (2024) OPS.
https://ais.paho.org/ha_viz/Arbo/Arbo_Bulletin_Es_2020.asp?env=pri

Amarillas, Alberto. ¿El agua de coco es realmente efectiva para aliviar el dengue? (2020) Soy Vida.
https://www.soyvida.com/enfermedades/El-agua-de-coco-es-realmente-efectiva-para-aliviar-el-dengue-20201101-0005.html

Anticuerpo. Wikipedia. https://es.wikipedia.org/wiki/Anticuerpo

Ashwagandha en el tratamiento de las condiciones físicas y mentales. Blog Mi Médico.
https://blog.mimedico.com/ashwagandha-en-el-tratamiento-de-

las-condiciones-fisicas-y-mentales-con-todos-los-estudios-clinicos/

Barboza, Alberto Daniel. Tomar agua en exceso es malo: las 5 señales de que estás sobrehidratado. (2022) Estar Mejor. https://estarmejor.com/2022/03/13/tomar-agua-en-exceso-es-malo-estas-5-senales-indican-que-estas-sobrehidratado

Beneficios del grounding (earthing) para la salud. Actiage. https://actiage.es/hacks/beneficios-del-grounding-earthing-para-la-salud

Berdonces, Josep LL. Enc. Fitoterapia y plantas medicinales. (2022) Integral.

Betancourth, Carolina. Los 8 mejores alimentos para aumentar las plaquetas. (2023) Mejor con salud. https://mejorconsalud.as.com/los-mejores-alimentos-aumentar-las-plaquetas-la-sangre

Botánica aconseja uso de hojas de mamón para combatir el dengue. (2020) RDN. https://www.rdn.com.py/2020/01/13/botanica-aconseja-uso-de-hojas-de-mamon-para-combatir-el-dengue/

Carpintero, Angulo. Ashwagandha: Propiedades y beneficios para la salud. (2022) Blog de nutrición y farmacia. https://blog.nutricionyfarmacia.com/salud/fitoterapia/ashwagandha/

Castillo García, Encarna. Manual de Fitoterapia. (2021) Elsevier.

Cervera, Cala. Nutrición ortomolecular. (2014) Robbin Book.

Cymbopogon schoenanthus. Wikipedia. https://en.wikipedia.org/wiki/Cymbopogon_schoenanthus

Citronela, todos sus beneficios y propiedades medicinales.
CuerpoMente. https://www.cuerpomente.com/guia-
plantas/citronela

Cómo el Potasio Ayuda con la Función Muscular y la
Recuperación. Hammer Nutrition.
https://www.hammernutrition.eu/es/blog/the-importance-of-
electrolyte-balance-how-sodium-helps-1/como-el-potasio-ayuda-
con-la-funcion-muscular-y-la-recuperacion-121

Crosta, Peter. Deshidratación: síntomas, causas y tratamientos.
(2020) Medical News Today.
https://www.medicalnewstoday.com/articles/es/deshidratacion

De la Iglesia, Pablo. Alimentación saludable basada en vegetales.
(2023) Ediciones Lea.
      Adaptógenos naturales (2020) https://amzn.to/3Uz6VCY
      Salud total. (2022) https://amzn.to/44hpoqP

Dengue y dengue grave. OMS (2023)
https://www.who.int/es/news-room/fact-sheets/detail/dengue-and-
severe-dengue

Descubren un nuevo mecanismo que utiliza el virus del dengue
para desactivar la defensa natural de las células. (2023) Conycet.
https://www.conicet.gov.ar/descubren-un-nuevo-mecanismo-que-
utiliza-el-virus-del-dengue-para-desactivar-la-defensa-natural-de-
las-celulas/

Deshidratación. MedlinePlus en español.
https://medlineplus.gov/spanish/dehydration.html

Díaz, Daniel. Una dieta equilibrada, rica en vitamina C, ayuda a
prevenir el dengue. (2024) El tribuno.
https://www.eltribuno.com/salta/vida-y-tendencia/2024-3-22-8-

12-0-una-dieta-equilibrada-rica-en-vitamina-c-ayuda-a-prevenir-el-dengue

Enfermedades transmitidas por vectores. (2020) OMS. https://www.who.int/es/news-room/fact-sheets/detail/vector-borne-diseases

Equilibrio hidroelectrolítico. MedlinePlus en español. https://medlineplus.gov/spanish/fluidandelectrolytebalance.html

Fagonia cretica. Wikipedia. https://es.wikipedia.org/wiki/Fagonia_cretica.

Frederico, Éric H. F. F., et al. (2017). Anti-viral effects of medicinal plants in the management of dengue: a systematic review. African Journal of Traditional, Complementary and Alternative Medicines. https://doi.org/10.21010/ajtcam.v14i4S.5

Furman, David, et al. La inflamación crónica en la etiología de las enfermedades. (2019) Intramed. https://www.intramed.net/96619/La-inflamacion-cronica-en-la-etiologia-de-las-enfermedades-

Goitia, H., Ferrer, E., & Williams, P. (2019). Síntesis de complejos vo-flavonoides. Estudio de su actividad citotóxica y capacidad antioxidante. Investigación Joven, 6 (Especial), 68–69. Recuperado a partir de https://revistas.unlp.edu.ar/InvJov/article/view/6865

González Quiceno, Carolina. Dengue y los síntomas de sus 4 serotipos: desde sarpullidos, intenso dolor muscular hasta hemorragias. (2024) https://medicinaysaludpublica.com/noticias/infectologia/dengue-y-los-sintomas-de-sus-4-serotipos-desde-sarpullidos-intenso-dolor-muscular-hasta-hemorragias/22126

Guerrero, Rosa. 5 formas naturales de controlar el descenso de plaquetas. (2022) Cuerpomente. https://www.cuerpomente.com/salud-natural/consultorio/formas-controlar-descenso-plaquetas_2808

Guidelines for Ayurvedic Practitioners for Clinical Management of Dengue. Wikaspedia. https://vikaspedia.in/health/ayush/ayush-practitioners-for-clinical-management-of-dengue/guidelines-for-ayurvedic-practitioners-for-clinical-management-of-dengue

Hadinegoro, Sri Rezeki. Efficacy and Long-Term Safety of a Dengue Vaccine in Regions of Endemic Disease. (2015) The New England Journal of Medicine.

Hidratación y ejercicio físico. Fundación Española del Corazón. https://fundaciondelcorazon.com/blog-impulso-vital/2275-hidratacion-ejercicio-fisico.html

Identifican efectividad de la uña de gato para tratar el dengue. (2008) La opinión. https://www.opinion.com.bo/articulo/sin-categoria/identifican-efectividad-gato-tratar-dengue/20081203205459298938.html

Introducción a las fiebres hemorrágicas. (2022) MSD Manual. https://www.msdmanuals.com/es-mx/hogar/breve-informaci%C3%B3n-infecciones/arbovirus,-arenavirus-y-filovirus/introducci%C3%B3n-a-las-fiebres-hemorr%C3%A1gicas?query=dengue

James, L. Lewis III. Hiperhidratación. (2022) Manual MSD. https://www.msdmanuals.com/es-mx/hogar/trastornos-hormonales-y-metabólicos/equilibrio-hídrico/hiperhidratación

Johnson, Larry E. Carencia de vitamina K - Trastornos nutricionales. (2022) MSD Manuals.

https://www.msdmanuals.com/es-es/hogar/trastornos-nutricionales/vitaminas/carencia-de-vitamina-k

La Ashwagandha, alivio para el estrés y la fatiga. (2009) Revista Mi Herbolario.

Lara, Juan. La sal es la clave para una buena hidratación. (2016) Vitónica. https://www.vitonica.com/complementos/la-sal-es-la-clave-para-una-buena-hidratacion.

León Regal, Milagros et al. Respuesta inflamatoria aguda. Consideraciones bioquímicas y celulares. (2015) Revista Finlay. http://scielo.sld.cu/scielo.php?script=sci_arttext&pid=S2221-24342015000100006

Lifschitz, Adrian Luis. Reposicionamiento de ivermectina frente a COVID-19: evidencias científicas que avalan su potencial preventivo y terapéutico. (2021) https://ri.conicet.gov.ar/handle/11336/203869

Los anticuerpos y su función en la defensa del organismo. (2021) Mi sistema inmune. https://www.misistemainmune.es/inmunologia/componentes/los-anticuerpos-y-su-funcion-en-la-defensa-del-organismo

López Luengo, M. Tránsito. Uña de gato. (2006) Offarm. https://www.elsevier.es/es-revista-offarm-4-articulo-una-gato-13095508

Magrabi, Tini. ¿Qué es la Rutina? Guía del flavonoide. Leafwell. https://leafwell.com/es/blog/que-es-la-rutina-guia-del-flavonoide

Menta piperita: propiedades, beneficios y cuidados. CuerpoMente. https://www.cuerpomente.com/guia-plantas/menta

Mentha piperita. Wikipedia. https://es.wikipedia.org/wiki/Mentha_%C3%97_piperita

Mercola, Joseph. El 'grounding' es una sencilla y agradable manera de disminuir la inflamación y las enfermedades crónicas. (2019) Tome control de su salud. https://articulos.mercola.com/sitios/articulos/archivo/2018/01/20/beneficios-del-grounding.aspx

Nieto, Sandra. ¿Por qué es importante la sal para el organismo? Harmonia. (2016) https://harmonia.la/salud/por_que_es_importante_la_sal_para_el_organismo.

Olivencia, José. Rutina: propiedades y beneficios de este flavonoide. HSNstore. https://www.hsnstore.com/blog/suplementos/antioxidantes/rutina-flavonoide/

Oyarzun, Galina. Qué es la plata coloidal: beneficios, propiedades y cómo tomarla. (2019) Dopharma. https://dropharma.com/que-es-la-plata-coloidal-beneficios-propiedades-y-como-tomarla/.

Papa Pintor, Yamila. Plata coloidal: el poderoso antibiótico natural. (2022) Mejor con Salud. https://mejorconsalud.as.com/plata-coloidal-poderoso-antibiotico-natural/

Pérez Agusti, Adolfo. Nutrición Ortomolecular: biología de los nutrientes. (2014) https://amzn.to/3WypMQ3

Peterson, Karen. ¿Estamos bebiendo agua mal? Saber cómo hidratarnos correctamente podría salvarnos la vida. (2023) National Geographic. https://www.nationalgeographic.es/ciencia/2023/09/hidratacion-beneficios-beber-agua-correctamente-salvar-vida

¿Por qué la revisión sobre la ivermectina es la más comentada en la historia de la Biblioteca Cochrane? (2021) Cochrane.

https://mx.cochrane.org/news/%C2%BFpor-qu%C3%A9-la-revisi%C3%B3n-sobre-la-ivermectina-es-la-m%C3%A1s-comentada-en-la-historia-de-la-biblioteca

Puello Alcocer, Elsy et al. Prácticas ancestrales para el control del dengue en una comunidad indígena Embera Katío, Córdoba, Colombia. (2022) Revista Cubana de Enfermería. http://scielo.sld.cu/scielo.php?script=sci_arttext&pid=S0864-03192022000200002

Puente, Beatriz. Uña de gato contra el cáncer. Línea y Salud. https://www.lineaysalud.com/salud/medicinas-alternativas/una-de-gato

Quercetina. MedlinePlus suplementos. https://medlineplus.gov/spanish/druginfo/natural/294.html

RACIM: ficha técnica de IVERMECTINA. Universidad Nacional de Córdoba. https://rdu.unc.edu.ar/handle/11086/16649?show=full

Reis SR et al. Immunomodulating and antiviral activities of Uncaria tomentosa on human monocytes infected with Dengue Virus-2. Int Immunopharmacol. (2008) https://pubmed.ncbi.nlm.nih.gov/18279801/

Reis, Manuel. Síntomas de deshidratación (leve, moderada y severa). (2023) Tu Saúde. https://www.tuasaude.com/es/sintomas-de-deshidratacion/

Roberto Raul, Hirsch & Carvallo, Hector. (2023). Ivermectin in the prophylaxis and treatment of dengue fever. 10.13140/RG.2.2.20089.13922.

Sacristán, Eulalia. Entrevista al Dr. Barry Sears. (2017) Belleza Pura. https://www.bellezapura.com/2017/03/29/entrevista-al-doctor-barry-sears-creador-de-la-dieta-de-la-zona/

Reena VN et al Actividad larvicida contra mosquitos de nanopartículas de plata coloidal recubiertas de ADN. (2022) DOI 10.1088/1757-899X/1221/1/012051

Rutina, sus propiedades, beneficios y formas de tomarlo. https://www.flavonoides.org/rutina/

Sánchez, Javier. Contaminación electromagnética: causas, consecuencias y soluciones. (2018) Ecología verde. https://www.ecologiaverde.com/contaminacion-electromagnetica-causas-consecuencias-y-soluciones-1267.html

Sears, Barry. La revolucionaria dieta de la zona. (2004) Ediciones Urano.

Serotipo. Wikipedia. https://es.wikipedia.org/wiki/Serotipo.

Thomas M. Yuill. Dengue. (2023) MSD Manual. https://www.msdmanuals.com/es-mx/hogar/infecciones/arbovirus-arenavirus-y-filovirus/dengue?query=dengue

Una planta nativa argentina podría ser clave en el desarrollo de un tratamiento contra el dengue. (2024) Infobae. https://www.infobae.com/salud/ciencia/2024/04/22/una-planta-nativa-argentina-podria-ser-clave-en-el-desarrollo-de-un-tratamiento-contra-dengue/

Uncaria tomentosa. Wikipedia. https://es.wikipedia.org/wiki/Uncaria_tomentosa.

Vanaclocha, Bernat. Fitoterapia. Vademécum De Prescripción 5ta. Edición. (2019) Elsevier.

Vergés Serra, Marc. Qué es y cuáles son las propiedades de la Papaína. En Buenas Manos. https://www.enbuenasmanos.com/propiedades-de-la-papaina

Zanin, Tatiana. Té de manzanilla: para qué sirve, beneficios y cómo prepararlo. (2024) Tu saúde. https://www.tuasaude.com/es/beneficios-del-te-de-manzanilla

SITIOS WEB CONSULTADOS

Biblioteca Digital de la Medicina Tradicional Mexicana: www.medicinatradicionalmexicana.unam.mx

Desayuno Saludable: www.desayunosaludable.org

Dieta de la Zona: www.dietadelazona.com

Entrenamiento.com: www.entrenamiento.com

Love Food Feed: www.lovefoodfeed.com

Missouri Botanical Garden: www.tropicos.org

Nutrición 360: www.nutricion360.es

Recetas de alimentación saludable: www.recetasalimentacionsaludable.com

Sara Cibanal: www.saracibanal.com

T. Colin Campbell Center for Nutrition Studies: https://nutritionstudies.org/es/

The New York Botanical Garden. Ethnobotany and Floristics of Belize: www.nybg.org/bsci/belize/gallery.html

Tome control de su salud: www.tomecontroldesusalud.com

Vitónica: www.vitonica.com

www.ingramcontent.com/pod-product-compliance
Lightning Source LLC
Chambersburg PA
CBHW051752250726